現役スゴ腕整形外科医が教える
本気で治したい人のための

最強のひざ治療

腰・膝・股関節センター長
整形外科専門医
三輪道生
MIWA MICHIŌ

幻冬舎MC

現役スゴ腕整形外科医が教える
本気で治したい人のための

最強のひざ治療

はじめに

人生 100 年時代が到来しました。日本では男女ともに平均寿命が延びており、世界屈指の長寿国となっています。

厚生労働省の発表によると 1950 年頃には男女ともに約 60 歳だった平均寿命は、2021 年には男性 81.47 歳、女性 87.57 歳まで延びました。その一方で平均寿命と健康寿命の差はますます拡大し、昨今問題となっています。健康寿命とは「健康上の問題で日常生活が制限されることなく自立して生活できる期間」のことを指し、2019 年時点で男性は 72.68 歳、女性は 75.38 歳となっています。つまり、平均寿命から健康寿命を差し引くと、男性は 8.79 年間、女性は 12.19 年間、人生の終盤を健康上の問題を抱えたまま過ごしていることになるのです。

健康寿命を縮めてしまう原因の一つに、人間が日常生活を送るために必要な運動器（骨、筋肉、関節、神経など）の障害が挙げられます。特に腰・ひざ・股関節は人間が動くために重要な運動器で、いったん不具合が生じると痛みや変形、ぐらつきが出て歩くのに支障をきたします。歩かなくなると運動量が減って筋力が低下したり骨が脆《もろ》くなったりし、その結果、徐々に心臓や肺の機能まで衰え、息切れや疲労感などの症状が現れるようになるのです。やがてあまり動かなくなり外出しなくなることで人や社会との接点がなくなって孤立し、気力もなくなり、知らぬ間に認知症が進んだり、寝たきりになったりします。こうなると一人では生活が成り立たず、誰かのサポートが必要になるなど、家族や周囲の人たちにも少なからず影響が出ます。誰にとっても幸せとは言い難い状況に陥ることを避け、少しでも健康寿命を延ばすためには、腰・ひざ・股関節の不具合が生じたら早期に治療することが大切です。

私は整形外科医として、これまで腰・ひざ・股関節等の手術を年間1000例以上、合計2万例ほど行ってきました。

通常、手術をする整形外科医は、腰なら腰、ひざならひざといったように専門分野に分かれています。しかし、3つの部位は連動しているため、そのうちの1つの不具合がほかの部位にも影響を及ぼすケースが多々あります。そのため私は腰・ひざ・股関節をトータルで捉え、治療や手術をすることが重要だと考えています。

以前、腰・ひざ・股関節の役割や治療・手術についての大切さを網羅的にまとめた『腰ひざ股関節シンドローム〜 100 歳までシャキッと歩くために知るべきこと』という書籍を出版しました。その後、腰・ひざ・股関節のそれぞれのパーツについて、普段患者さんに説明しているように、図解でより具体的に分かりやすく伝えたいという思いをもちました。そこでまずは「ひざ」にフォーカスした書籍を出版することにしました。ひざの仕組みについて簡潔に書かれた本はいくつか存在します。皆さんのなかにもひざ痛に悩み、関連する書籍を読んだ方もいると思います。今回、私はひざについてもっと詳しく知りたい人向けに、ひざの構造、トラブルのメカニズム、どんな疾患があるのか、予防、治療、手術、術後、リハビリ、外来、入院生活など、イメージできるように解説しました。今後、腰や股関節についてもシリーズとして出版していきたいと考えています。

歳をとるとひざをスムーズに動かす役割を担う軟骨は必ずすり減っていきます。そのためひざに不具合が出てくるのは仕方のないことです。軟骨がすり減り、痛みや変形、歩行障害といった症状が出た際に、いかに適切な治療を受けるかによって、患者さんのその後の人生が大きく変わってきます。

　本書がひざの不具合に悩まされている人のお役に立つことができれば幸いです。

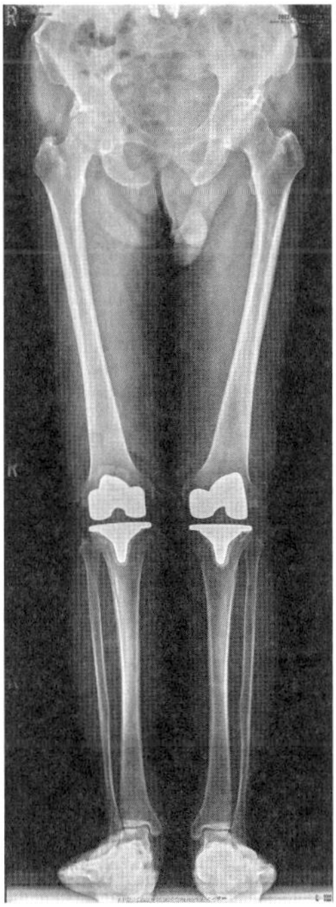

目次

第３章
ひざを壊す運動 ひざを守る運動 痛くなったらどうする？

第４章
ひざトラブルは
進行度に応じて治療法を選ぶ！
スゴ腕整形外科医が教える
最強のひざ治療

第 6 章
注意すべきリスク・合併症

第7章
標準治療のスペシャリスト
理想の医療を目指して

第8章
患者さんの声

第1章

ひざの構造と機能
ひざが痛くなるメカニズム

1 歩くための主役 “運動器３兄弟”（腰・ひざ・股関節《こかんせつ》）

私たちの体はさまざまな器官によって形づくられています。消化器や循環器、呼吸器といった言葉は比較的なじみ深いものですが、運動器という言葉は少し聞き慣れないかもしれません。運動器とは体を動かす組織・器官のことで、骨・関節・筋肉・それらを動かす神経の総称です。そしてその運動器を扱うのが整形外科です。

数ある運動器のなかでも、歩いたり立ったりするための役割を果たしている腰・ひざ・股関節の３つを私は「運動器３兄弟」と呼んでいます。この３兄弟が互いに連動して機能することで、立つ・歩く・走る・座るなど人間らしい生活を営むことができます。この３兄弟が正常なら、アルファベットの「Ｉ」のようにまっすぐ立つことができ、どっしりと脳や上半身を支えるだけでなく、飛んだり跳ねたり動くことができるのです。

一方、けがや加齢などで３兄弟のうち１カ所でも不具合が生じると、たちまち痛みや変形が出て歩行に支障をきたします。そして１つ壊れるとほかにも悪影響が出て、２つ、３つと壊れていきます。両ひざと腰、両股関節と腰、両ひざと両股関節、あるいはすべてが悪いという人が案外多いのです。

例えば腰が曲がると前かがみになり、ひざも曲がります。腰・ひざ・股関節が曲がって「Z」の形になるので、私はこれをZシンドロームと呼んでいます。ひざや股関節にも無理な負担・負荷がかかり、腰だけでなくひざや

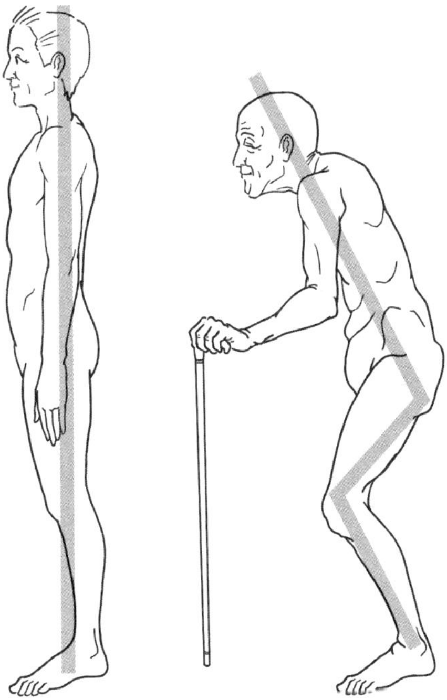

股関節が壊れる原因になるのです。そして重心が前にずれると、立っているためのバランスが安定せず、転倒しやすくなり、跛行《はこう》（正常な歩行ができない状態）になります。まっすぐならどこも悪くなく、曲がっていればどこかが悪いということです。

腰・ひざ・股関節の障害で歩けなくなってしまう状態を、私は前著で「腰ひざ股関節シンドローム」と名づけました。ヒップスパインシンドローム（股関節と腰）という名称はすでに存在しますが、腰ひざ股関節シンドロームという用語は正式名称ではなく、あくまで私の造語です。まずは腰・ひざ・股関節のいずれかが壊れ、２カ所、３カ所と徐々にほかの関節も悪くなり、最後には歩けなくなってしまうのです。

私はもともと大学病院で股関節疾患の骨切り術を専門に学んでいました。股関節疾患は子どもや若い女性に多い先天性の疾患です。

しかし一般病院に移ってみると、乳児健診が普及したこともあって先天性の股関節疾患の患者さんに巡り会うことはほとんどなく、外来は腰やひざの痛みを訴える患者さんで溢れ返っていました。痛みで困っているすべての人を治したいと思いましたが、当時の私にはそれだけの技術はありませんでした。多くの人が悩んでいる疾患を治すことができればどれだけ多くの人が喜ぶだろう、医者になったからには一人でも多くの患者さんを救いたいと強く感じました。同時に、痛くて歩けなくなる患者さんのほとんどが腰・ひざ・股関節のいずれかの疾患に起因していることに気づきました。それが腰・ひざ・股関節の治療を学びたいと思ったきっかけでした。防衛医大で専門研修を終えて専門医試験にも合格し、すでに専門医資格をもって手術をしていたにもかかわらず、より高みを求めて慶應義塾大学整形外科の門を叩き、ゼロから学び直しました。日本トップクラスの最先端医療に触れ、どんどん新しい知識と技術を身につけ、腰・ひざ・股関節の外科的治療の習得と技術向上に専念してきました。そののち、腰・ひざ・股関節シンドロームという概念を提唱するようになったのです。

2 ひざの構造と機能

　中高年期を迎えると、ひざに痛みを感じるという人が徐々に増えてきます。痛みを伴う疾患はいくつかありますが、軟骨がすり減って痛みが生じる「変形性膝関節症」で自覚症状がある患者さんは約 1000 万人、潜在的な患者さんを含めると約 3000 万人にものぼるといわれています（厚生労働省「介護予防の推進に向けた運動器疾患対策について　報告書」平成 20 年 7 月 介護予防の推進に向けた運動器疾患対策に関する検討会）。ひざは運動器３兄弟のなかでも特に痛めやすく、故障すると日常生活にも大きな影響を与えます。

ひざは立つ・歩く・しゃがむの３つの機能を果たします。立って支えているときと歩いているとき、折り畳んで正座をしているときではまったく違う使い方をしてい

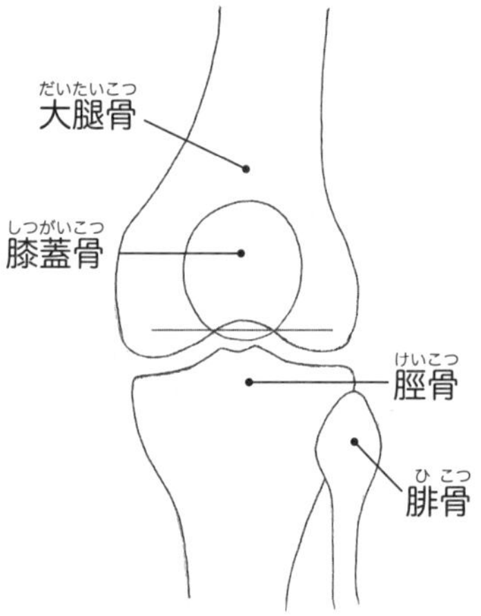

正常なひざ関節
スネの脛骨の上に大腿骨が乗っている。立位レントゲンで均等に骨の間が空いている。

ます。

まっすぐに立つとき、ひざは伸展ロックといって１本の棒のように固定された状態になり、ふらつくことなく安定して立ち続けることができます。一方、歩くときは柔軟に曲がってぐらぐらすることがなく、踏ん張ることもできます。また正座するときやしゃがむときは完全に折り曲げた状態で、ふらつくこともありません。

ひざがスムーズに動き、どんな動きをしても痛みがないのは関節軟骨があるからです。軟骨はすべての関節において、なくてはならない重要な役割を果たしています。軟骨が削れてしまいクッションの役割を果たすことができなくなると、露出した骨同士が接触し、痛みが生じます。口内炎や擦り傷と同じで、表面が覆われていないことで神経が剥き出しになるため、痛みを感じるようになるのです。

ひざは大腿骨（太ももの骨）と脛骨（スネの骨）のつなぎ目の部分で、例えるなら棒の上に棒が乗っているような状態です。ひざの下方部分（スネの上面）は富士山をつぶしたような形の椅子だと思ってください。ひざの上部分（大腿骨の下端）はお尻のような形をしており、椅子にお尻を乗せたように安定しています。

〈正面〉

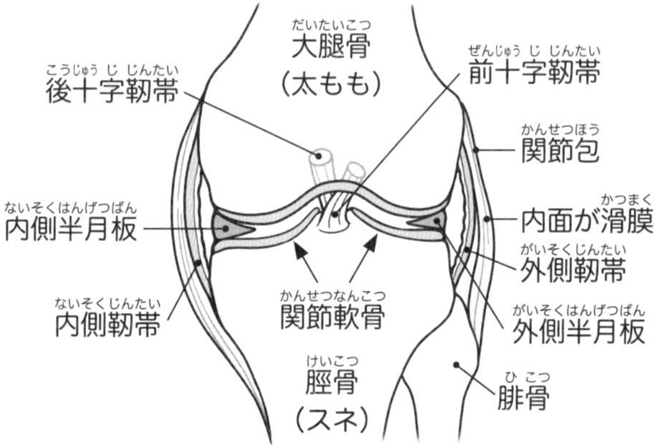

大腿骨《だいたいこつ》
（太もも）
後十字靭帯《こうじゅうじじんたい》
前十字靭帯《ぜんじゅうじじんたい》
関節包《かんせつほう》
内側半月板《ないそくはんげつばん》
内面が滑膜《かつまく》
外側靭帯《がいそくじんたい》
内側靭帯《ないそくじんたい》
関節軟骨《かんせつなんこつ》
外側半月板《がいそくはんげつばん》
脛骨《けいこつ》
（スネ）
腓骨《ひこつ》

〈側面〉

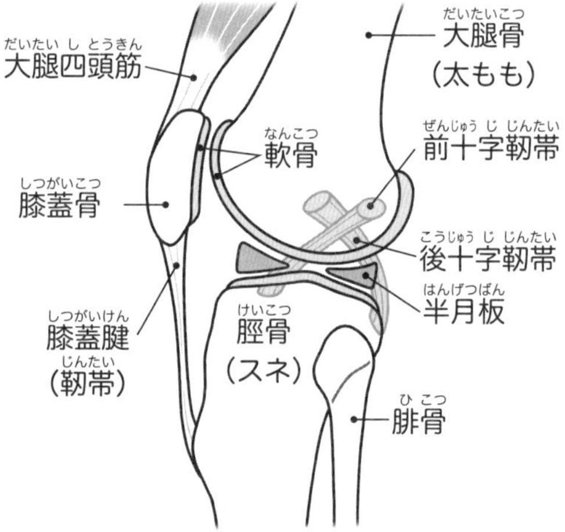

大腿四頭筋《だいたいしとうきん》
大腿骨《だいたいこつ》
（太もも）
軟骨《なんこつ》
前十字靭帯《ぜんじゅうじじんたい》
膝蓋骨《しつがいこつ》
後十字靭帯《こうじゅうじじんたい》
半月板《はんげつばん》
膝蓋腱《しつがいけん》
（靭帯《じんたい》）
脛骨《けいこつ》
（スネ）
腓骨《ひこつ》

ひざの模型

正面

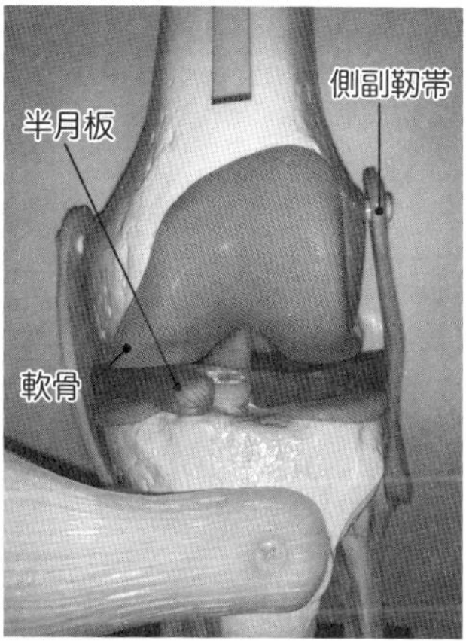

後ろから

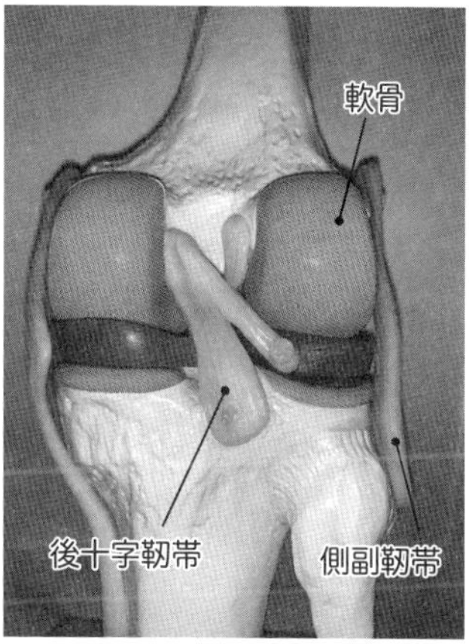

横から

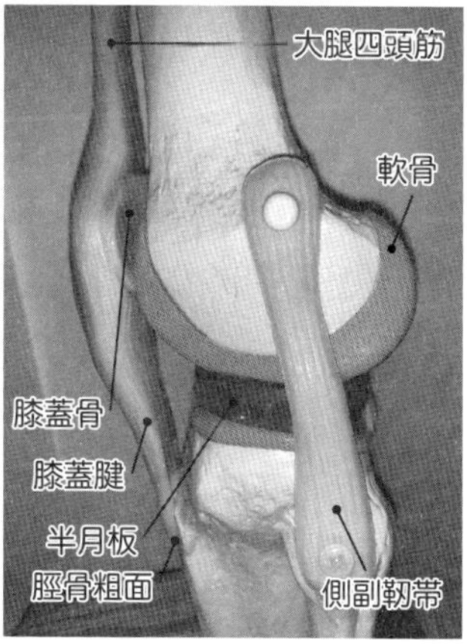

正常なひざのレントゲンでは、富士山のような椅子は水平で、お尻のような大腿骨との間の隙間が内外とも１cm 程度均等に空いており、椅子とお尻がピッタリはまって左右にずれることもなく、安定して水平に座っているようになります。骨と骨の間の隙間には何もないわけではなく、軟骨が存在します。しかし、その隙間がなく、骨と骨が接している場合は、すり減ったなどの何らかの理由により軟骨がなくなったということです。変形性膝関節症を発症すると、椅子の座面は斜めに内側が低くなり、隙間（軟骨）は内側だけなくなり、お尻は内側にずれて落ちそうになっていて、外側のお尻を上げたように写ります。

ひざには内側と外側の隙間を埋めるように三日月型の半月板があります。半月板は軟骨や骨へのショックを和らげるクッションの役割と丸い形の大腿骨下端を丸く支えひざを安定させる役割を担っています。

さらに上下の骨が脱臼しないよう、また外れないように、真ん中の前十字靭帯と後十字靭帯、左右の内側・外側側副靭帯というひも状の結合組織でつながっています。ひざ関節自体は関節包という袋に包まれていて、その袋の内面には滑膜という膜があり、滑膜が関節の潤滑油である関節液を分泌しています。

・膝蓋骨《しつがいこつ》の役割

ひざの前面にはお皿（膝蓋骨）があります。膝蓋骨は大腿四頭筋の一部分で、ひざを伸ばす動力を伝える、つまり大腿四頭筋の力を伝える滑車の役割を果たしています。膝蓋骨のトラブルも痛みの原因となり得ます。特に若い女性に多く見られますが、適切な治療が見当たらず、痛みの緩和に難渋することもあります。

・ひざの構造のおさらい

ひざは大腿骨・脛骨・膝蓋骨から構成されており、そのすべては軟骨で覆われています。関節の間には摩擦なく滑らかにひざを動かすための半月板があり、大腿骨と脛骨を靭帯でつなぐことで脱臼・ぐらつきを防いでいます。これらが連動して動くことでひざの動作は安定し、支障なく歩くことができるのです。

3 ロコモティブシンドローム（ロコモ）・サルコペニア・フレイルで歩けなくなる

ひざに痛みが生じると歩くのが苦になり、運動量の減少とともにどんどん骨や筋肉が衰えていきます。そうすると、ますます歩くことが億劫になるという負の連鎖に陥って症状が悪化してしまい、寝たきりになるケースも少なくありません。

このように運動器（腰・ひざ・股関節など）に障害が起こり、日常の生活にも支障をきたすことをロコモティブシンドローム（ロコモ）といいます。生活習慣病予備軍として知られるメタボリックシンドローム（内臓に脂肪が蓄積し、かつ高血糖、高血圧、脂質異常のうちいずれか2つ以上を併せもった状態）は多くの人に知られていますが、ロコモはまだまだ認知度が低く、理解してもらえないのが現状です。また、加齢によって筋肉量が減少し身体機能が低下した状態を指すサルコペニアも十分には知られていません。

しかし、ロコモティブシンドロームとサルコペニアこそ、少子高齢化が進む日本において知っておくべき問題だといえます。同時に生じるようなことがあれば寝たきりになることも考えられますし、ロコモティブシンドロームの発症がサルコペニアを誘引し、歩けなくなることもあります。その結果、虚弱や老衰に至り、痩せ細って体力も気力も消耗しつくしてしまいます。これをフレイルといいます。2022年度の厚生労働省の国民生活基礎調査では、65 歳以上の要介護になる直接原因は１位が脳卒中（24.1％）、２位が認知症（20.5％）、３位は高齢による衰弱・老衰（サルコペニア・フレイル）（13.1％）、次いで４位は骨折・転倒（9.3％）、５位は関節疾患（7.4％）となっており、運動器関連（ロコモ）は４、５位合わせて 16.7％です。２、３位の認知症・衰弱も、運動器関連の不具合により歩けなくなり引き起こされている可能性もあるのです。

人生 100 年時代を迎えていますが、長生きをしても寝たきりでは人生を謳歌したとはいえません。ましてや痛みを伴う人生では苦しみも多く、時として家族にも負担を掛けてしまいます。健康に過ごしてこそ、人生を満喫することができるのです。

・歩行寿命と健康寿命

誰かに介護・介助してもらうことなく自立して生活し

ていくために注目すべきは「歩行寿命」です。この言葉は私が創作した造語ですが、不自由なく歩ける期間が長いことが健康において必要最低条件だと考えています。健康寿命を維持するとともに痛みを感じることなく歩けることは、人生において最も重要なことといえます。

4 転倒→骨折は寝たきりの入り口

ロコモティブシンドロームやサルコペニアを発症すると、どうしても転倒しやすくなります。もし骨粗しょう症があれば、転倒した際に骨折する危険も高まります。骨折した場合には手術が必要になることも多く、その後リハビリテーションで運動機能の回復に努めますが、周術期に歩行できなかった代償は想像以上に大きく、どんなに懸命に取り組んでも元通りになることは難しいといえます。運動機能がさらに低下すると、ますます転倒のリスクが高まり、骨折・手術を繰り返すと寝たきりになることもあり得ます。ロコモティブシンドロームやサルコペニアであっても、日頃から転倒に十分注意することが、寝たきり防止につながるのです。

腰が曲がると重心がずれ、
転びやすくなる。杖、シル
バーカーの人はすでに異常
があると考えるべき。

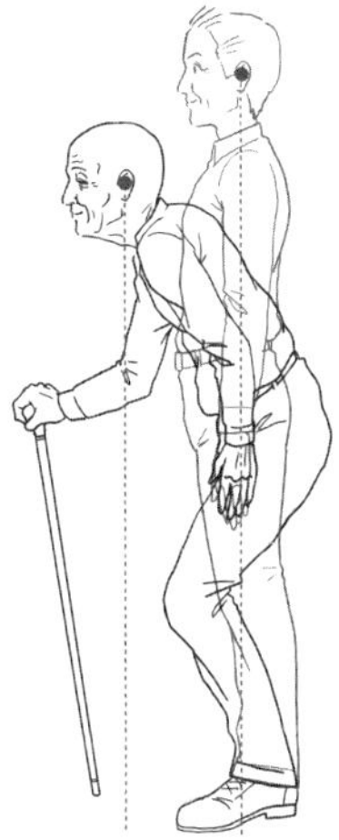

転ばない歩き方
ひざが伸び、つま先が上がり、
かかとから着地している。

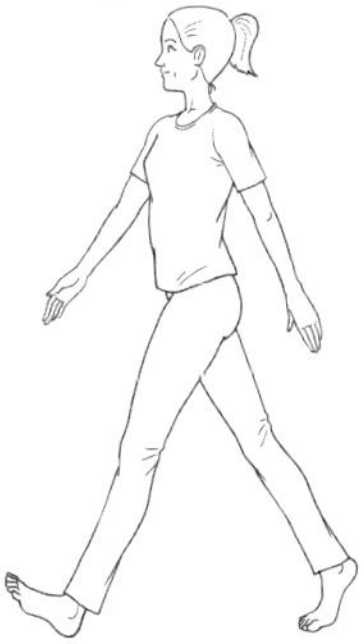

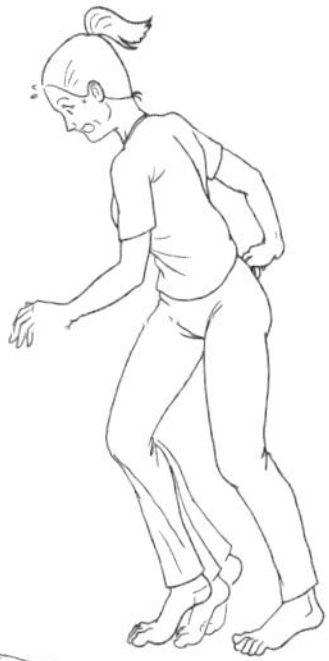

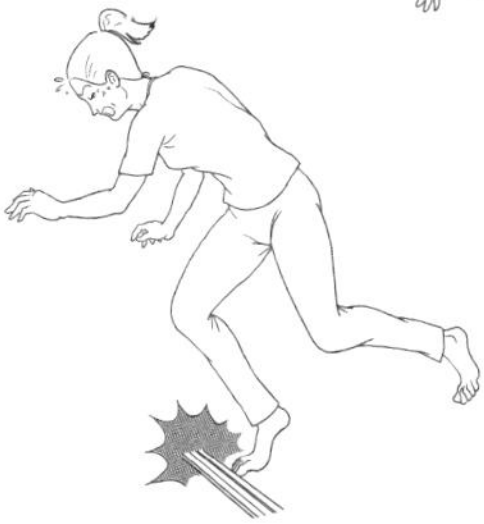

転びやすい歩き方
つま先が上がらず、足
を引きずっている。ひ
ざや腰が曲がっている
のが原因。

転びやすい歩き方になっ
ていると小石や敷居、座
布団などちょっとした段
差で転倒。

・歳をとると、なぜ転倒しやすくなるのか

腰やひざが曲がると下を向いてつま先を引きずるように歩くので、ちょっとした段差でもつまずいて転ぶことがあります。前かがみに歩くと重心も前方に傾き、バランス感覚も年齢とともに衰えて踏ん張る力もないため、どうしても転倒しやすくなります。腰やひざに不安があるときは、杖やシルバーカーを利用するなど、転倒防止策を講じることも必要です。

・閉経で骨粗しょう症が始まる

尻もちをついた場合、垂直に落下して強打すると腰の圧迫骨折が生じます。また、片方のお尻を強打した場合には大腿骨頚部骨折を引き起こします。

しかし、若い人が同様に強打しても骨折することはほぼありません。その違いは骨の強度の差です。骨粗しょう症により骨がスカスカになって脆《もろ》い場合には、少しの衝撃でも骨折しやすくなります。

その原因の一つとして考えられるのが女性の閉経です。閉経後の維持に大きくかかわるエストロゲンが減少するため、骨の強度も低下します。また、若年期に過度なダイエットをした経験がある方も体の成長に必要な栄養素が不足したことで骨の成長が妨げられ、早期から骨がスカスカになっている可能性があります。しかし、今では製薬の発展もあり、骨粗しょう症の治療も目覚ましい進化を遂げています。投薬、注射、筋トレ、日光浴、カルシウムの多い食事など、医師と相談しながら根気強く治療することが大切です。

・ひざが悪いのを放置すると腰も股関節も悪くなる

ひざが悪くなると痛みや変形が生じ、ぐらつくことで踏ん張りが利かず、膝折れ（ひざに力が入らず、不意にガクッと折れてしまうこと）を起こしやすくなります。ひざが曲がると腰も曲がって、重心がずれることで転びやすくなったり、腰を悪くすることもあります。歩かなければ骨も筋肉も自然と衰え、身体機能・心肺機能もどんどん低下します。体の自由が利かなくなると体力・気力も減退し、前向きに努力することを諦め、健康に生きることまで放棄してしまうのです。体の不調から気持ちまでネガティブなってしまう負のスパイラルは、ただの不調と放っておくことがいちばんのリスクです。

5 ひざを悪くしないために気をつけること（予防法）

晩年に、ひざが悪くならないようにするためには、若い頃からひざを大切にする意識づけが必要です。スポーツによるけが、特に半月板断裂や前十字靭帯断裂、関節内骨折、脱臼などの外傷は、早期にひざ軟骨がすり減ります。もしけがをした場合には放置せず、早く適正な治療をすることが必要ですが、残念ながらどんなに良い治療をしてもいずれひざの痛みを発症することになります。

また、けがだけでなく、肥満、激しい運動、重労働、O脚などにより、ひざに負担を掛け続けると、ひざを早期に壊す可能性が高まります。ひざのけがに十分注意し過剰な負担を避けるなど、ひざを痛めるリスクを若い頃からできるだけ排除することが大切です。

・毎日の散歩が寝たきり防止と社会生活の維持につながる

毎日歩くことで最低限の筋力や骨の強度を維持することが期待できます。一生歩き続けるには、歳をとればとるほど毎日歩く練習を続ける必要があります。歩けると

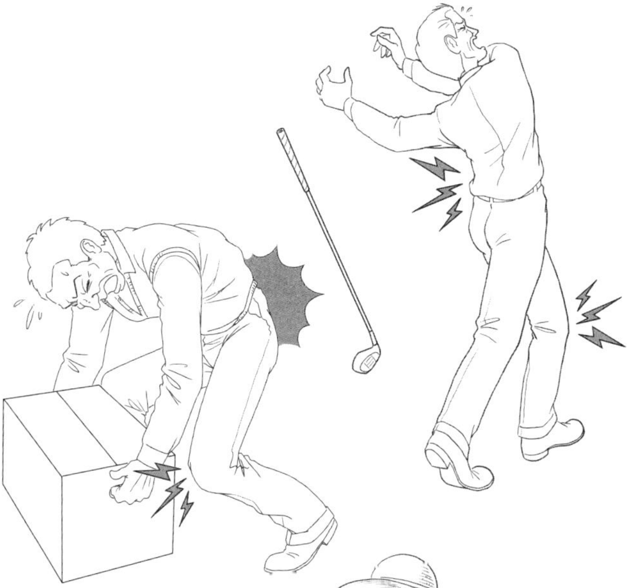

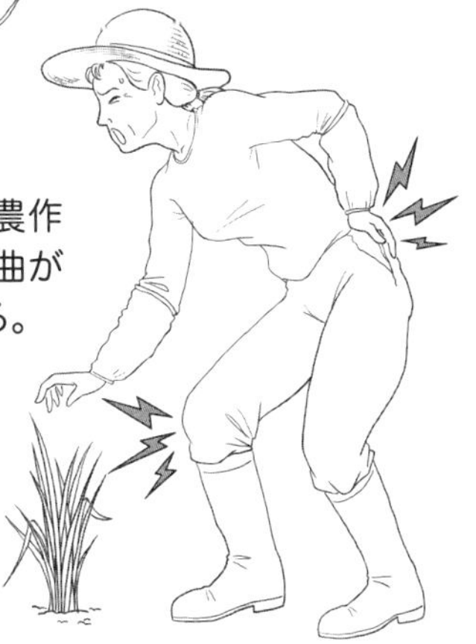

腰は中腰作業・重労働・農作業・スポーツでも壊れ、曲がる。ひざにも負担が掛かる。

いうことは自分の足で一生どこにでも行けるということです。自分で歩いて自分の好きな場所や好きな人に会いに行けるのは、何事にも代え難い幸せです。社会から孤立することなく、人とのコミュニケーションを楽しむことが､すこやかに社会生活を営むことにもつながります。

6 軟骨寿命は歩行寿命

生きること、生活を営むということは、動き続けるということです。動き続ければ軟骨がすり減るのは必然で

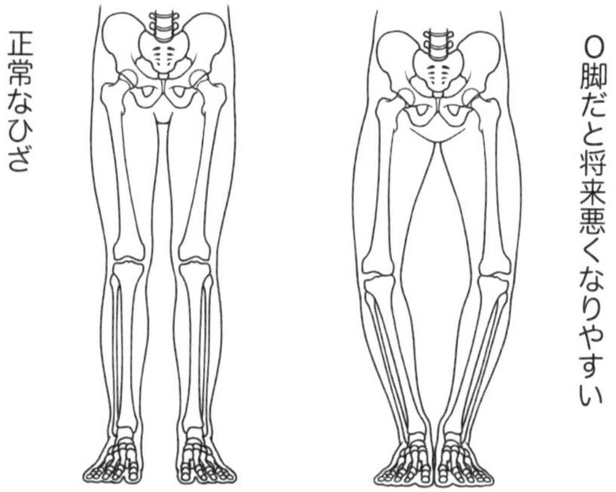

あり、避けることはできません。車のタイヤやブレーキパッドのように使えば使うほど経年劣化で少しずつ削れていきます。激しいスポーツや重労働を続けていると50 代頃から痛みなどの症状が出始めます。60 歳以上になると約８割の人がひざの痛みを経験します。

少しでも軟骨の寿命を維持することが、歩行寿命を延ばすことにつながります。軟骨がすり減り出すと、徐々に擦り切れてなくなり、後半は加速度的に悪化します。軟骨は残念ながら再生しません。軟骨がすり減る前に予防や維持を意識することが大切です。

・O 脚は軟骨がすり減る最大の原因

日本人（黄色人種）はスネが弯曲している人が多く、ひざの内側に荷重が集中するため、内側の軟骨がすり減りやすい構造になっています。

・前十字靭帯断裂と半月板断裂で早期に軟骨がすり減る

前十字靭帯や半月板を断裂したことがある人はさらに早く病状が現れます。靭帯を損傷すると、関節の緩みが生じます。抜けるような不安定な感覚があり、異常な動きとずれを繰り返すため、早期に関節軟骨がすり減るのです。半月板が断裂すると、靴の中にガラス片があるように引っかかり、軟骨が削れてしまいます。

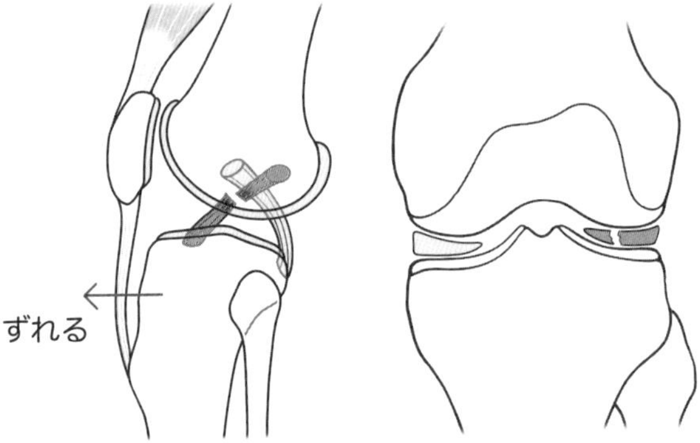

前十字靭帯断裂　　半月板断裂

・過度のスポーツ、重労働、農作業、肥満で軟骨がすり減る

スポーツでの荷重負荷やけが以外にも、軟骨がすり減る原因はあります。しゃがむことが多い農作業は重労働も多く、ひざに負荷が掛かります。また、肥満も要注意です。どうしてもひざに強い力が加わるため、すり減るスピードも速くなります。すりこぎでごまをする場合、速ければ速いほど、強ければ強いほど多く削れるのと同じです。ひざの手術に至った人は、何十年も前から異常が発生し、ひそかに進行していたのです。

第2章

ひざの疾患には
どんなものがあるのか？

1 歩行寿命と変形性膝関節症（OA）(軟骨すり減り症)

変形性膝関節症は、簡単にいえば軟骨すり減り症です。軟骨がすり減り、進行すると骨が削れて関節がO脚に変形するので変形性関節症と呼ばれるのです。軟骨がすり減ると炎症を起こし、腫れたり水が溜まったりします。そして軟骨は再生できないので、壊れたら交換する

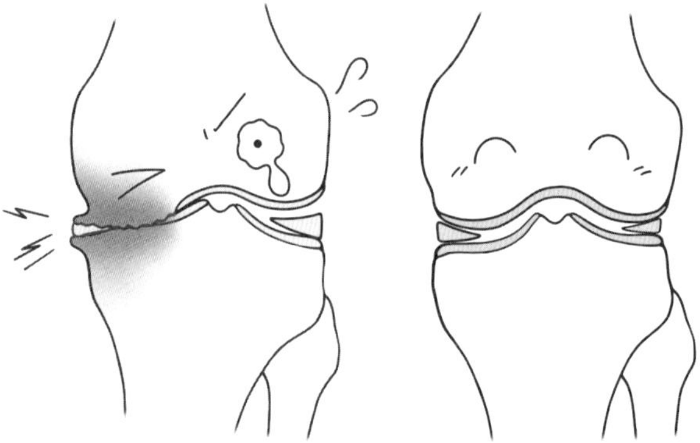

変形性膝関節症
骨が露出して削れ、曲がっている。虫歯と同じで悪いところを全て削り取り、覆わない限り痛みは取れない。

正常なひざ
軟骨に覆われ、水平でまっすぐ。

しかないのです。歳をとっても心臓やほかの臓器はなんともないのに、ひざだけが悪いせいで楽しい人生が送れなくなるのは、あまりにももったいないのです。

2 O脚、X脚変形は変形性膝関節症になりやすい

生まれつきひざが痛くなりやすい人、変形性膝関節症になりやすい人がいます。それはO脚やX脚の人です。O脚はクワガタの角のようにひざが外側に変形して◇状になっています。X脚はひざが内側に曲がってX状になっています。股関節の大腿骨頭中心から足関節（足首）の中央を結んだ線をミクリッツラインといい、これは下肢の荷重線を示しています。このまっすぐな線よりひざの中央が外側にずれているとO脚、内側にずれているとX脚に分類されます。ちなみに人工ひざの手術では荷重線に水平に骨を切り、この線がひ

レントゲン立位全長

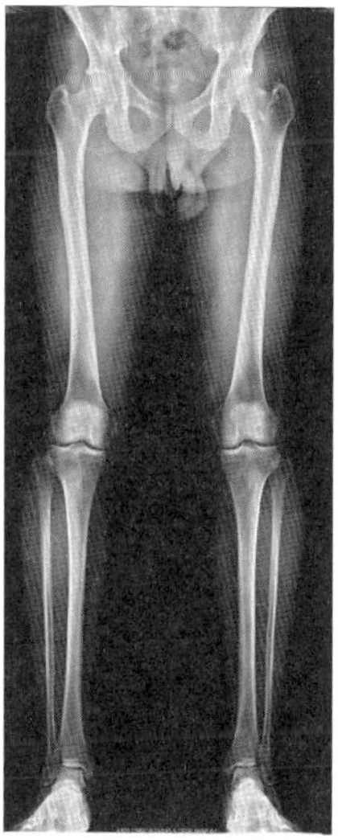

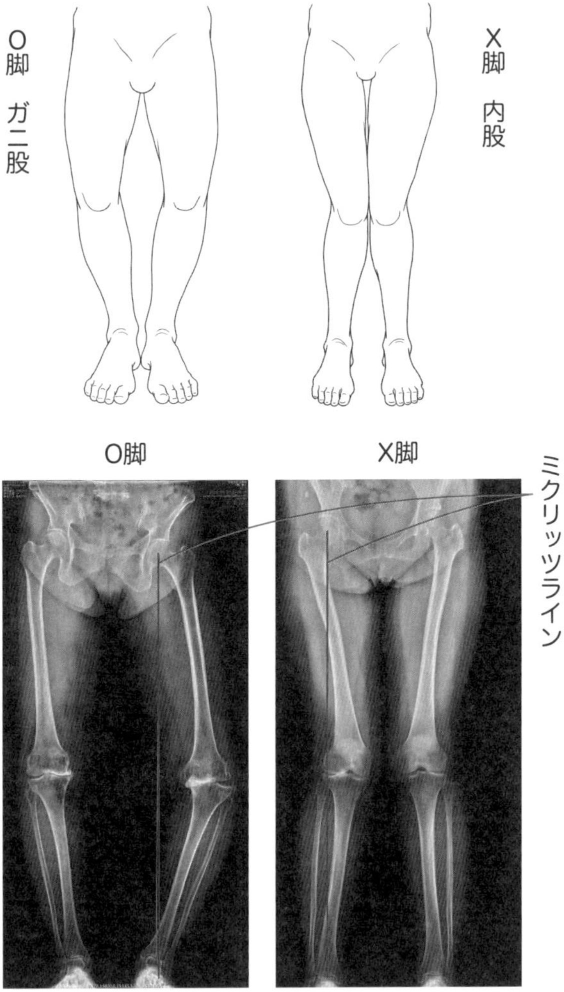
O脚　ガニ股
X脚　内股
O脚
X脚
ミクリッツライン

ざの中央を通るよう調整するので、ひざはまっすぐキレイに伸びます。また関節面は荷重線であるミクリッツラインに水平なのが理想ですが、実際には大半の人がスネの上面は内側に少し斜めになっています。これは生まれつき脛骨が内側に弯曲したO脚をしている人が日本人には多いためです。このように生まれつきO脚に変形をしている人がひざを痛めやすいのです。つまり、ガニ股に曲がっていると内側の軟骨の減りが進みやすく、さらにO脚が進んで、その結果、変形性膝関節症になるのです。

・生まれたばかりの赤ちゃんは皆O脚

　生まれたての赤ちゃんはスネが弯曲しています。それは子宮の中で丸まって過ごしていたからです。その後3～4歳頃をピークにX脚になっていきます。皆さんもX脚の幼児を見たことがあると思います。そして成長とともに再びO脚気味になり、身長が伸びなくなるとそこでひざの形は固定します。成長過程でのひざの形の変化は、自然に補正しようとしている反応の表れではないかと思われます。

・若い女性のX脚は膝蓋骨やひざの外側が痛くなりやすい

ぽっちゃり型の若い女性にはX脚の傾向が時折見受けられます。こうした人はひざが過伸展（伸び過ぎ、反張、ノックニー）の傾向にあり、膝蓋骨が外側にずれていて（膝蓋骨不安定症）、膝蓋骨の痛み、ひざ前方の痛み（AKP）が出やすくなります。若い女性の膝蓋骨の痛みは残念ながら治りにくいです。

このようなX脚の人はけがや転倒などで膝蓋骨を脱臼しやすく、将来、ひざのお皿の軟骨がすり減って痛みが生じる膝蓋大腿関節症になりやすい傾向にあります。またX脚の人は膝蓋骨だけでなく、将来ひざの外側が悪い

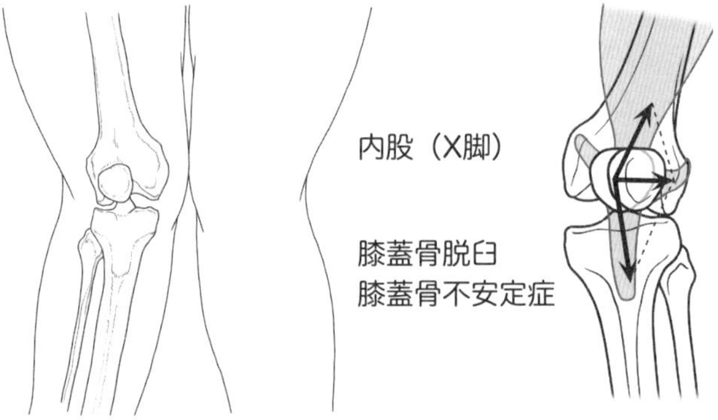

変形性膝関節症になります。X脚が進行した人の人工膝手術は内側の靭帯が緩んでおり、内側の靭帯がしっかりしていることが前提の人工膝関節置換術では結果が悪くなる傾向にあります。この場合、靭帯バランスを整える技術が必要となり、難易度も相当高くなります。

3 OA 以外のひざの疾患とひざの外傷

ひざの疾患では、変形性膝関節症が一番多いですが、ほかにもさまざまな病気があります。

・半月板断裂《はんげつばんだんれつ》

半月板断裂は、ひざのクッションの役割を果たす半月板が切れ、痛みや引っかかりを感じるようになる疾患です。本来は軟骨のすり減りを防ぐ役割を果たしているものの、断裂すると軟骨を削る原因になります。一度断裂した場合、治療しても変形膝関節症を発症しやすくなります。立ち上がるときや歩行時に痛みを感じるほか、ひざに水が溜まったり、屈伸で引っかかりを感じたり、ゴリッと異音がする場合もあります。

半月板断裂はレントゲンでは診断ができず、ＭＲＩ検査が必要となります。断裂している場合には関節鏡手術を行います。手術は縫合と部分切除の２種類があります。

縫合は関節包付着部から断裂部が離れれば離れるほど縫合してもつかなくなります。治癒する可能性がある場合、断裂部を縫合します。縫合する場合は１カ月ほど松葉杖での生活を余儀なくされるため、高齢者には向きません。

部分切除は手術時間も短く、両ひざ同時に手術ができ、痛みを取るのに即効性があり、すぐに歩けるなどメリットも多くあります。その一方、10 ～ 20 年で軟骨

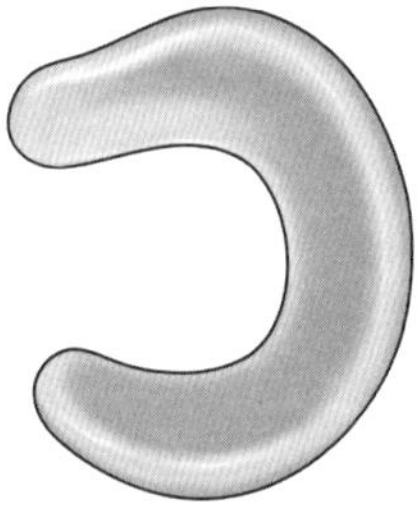

正常半月板
ブーメランのよう

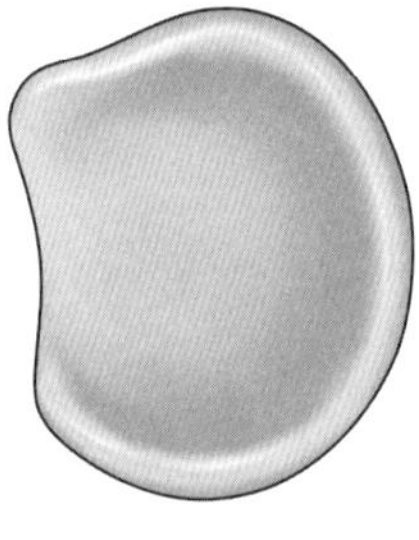

円板状半月板
みかんの房やホタテのよう

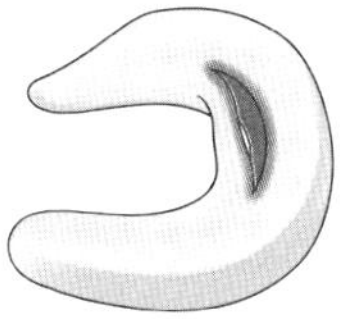

半月板断裂
（縦断裂）

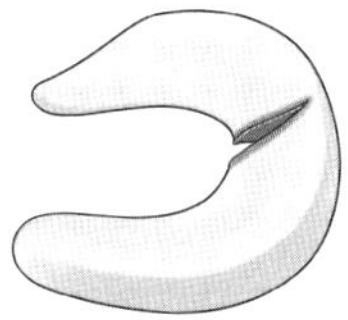

半月板断裂
（横断裂）

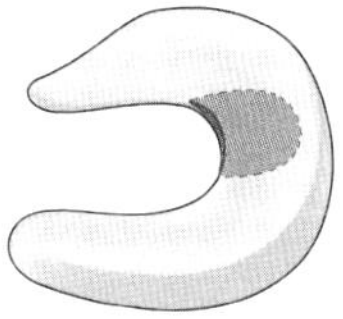

半月板断裂
（水平断裂）

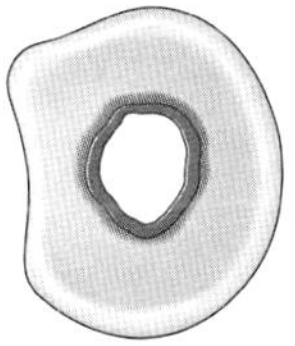

円板状半月板断裂

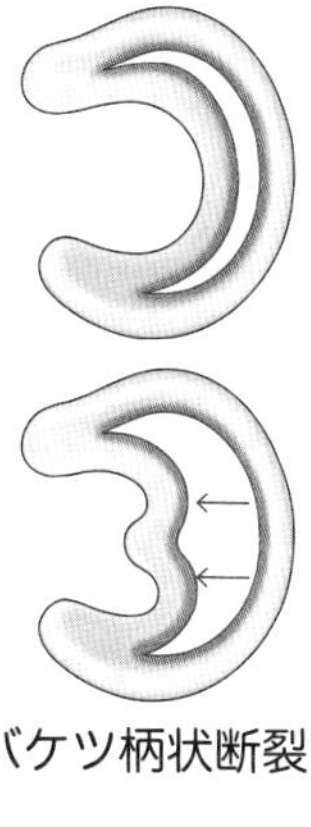

バケツ柄状断裂

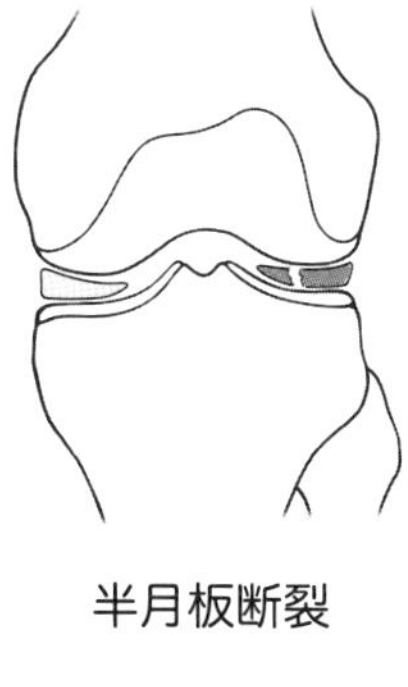

半月板断裂

が擦り切れ、人工膝関節手術になることもあります。年齢や早期復帰の必要性など個別の事情に合わせて縫合か切除かを選択する必要があります。

・関節リウマチ（ＲＡ）

　関節が炎症を起こして軟骨や骨が破壊され、関節の機能が損なわれる「関節リウマチ」は、手だけでなくひざに発症することがあり、関節が変形し、腫れたり、曲がったりします。治療は膠原病内科で免疫抑制剤注射や薬の投与などが行われ、この免疫抑制剤注射により、リウマチによる関節破壊は極めて減少しました。しかし悪化して関節が破壊される人も少なからずいて、このような重症の人は人工関節に交換する手術を行います。一般的にリウマチの人は骨が脆《もろ》く人工関節が骨にめり込みやすいので注意が必要です。関節リウマチに関する手術は２種類あり、炎症や腫れ、水の溜まり・進行を一時的に抑える滑膜切除（関節鏡手術）と、完全に破壊された場合に人工関節に置き換える人工膝関節置換術があります。また免疫抑制剤を使っているため感染しやすいのも懸念点です。

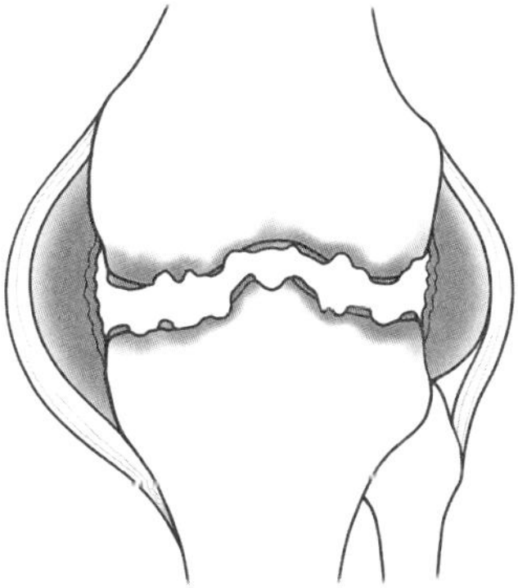

ＲＡ
リウマチ

・**骨《こつ》壊《え》死《し》**

骨壊死は血流の障害によって骨の一部が壊死し、骨に穴が開いてしまう病気です。痛みを生じたり、軟骨が削れたりします。壊死の範囲が小さく予後が悪くないと判断された場合は保存療法を選択しますが、痛みが治まらないときは高位脛骨骨切り術（ＨＴＯ）や単顆型人工膝関節（ＵＫＡ）、人工膝関節置換術（ＴＫＡ）を行います。

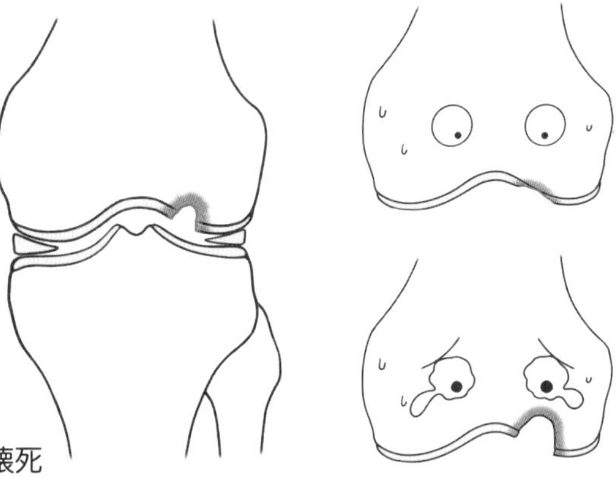

骨壊死

・離断性骨軟骨炎《りだんせいこつなんこつえん》

離断性骨軟骨炎は、軟骨や軟骨の下の骨が剥がれて浮いてしまう病気です。若いアスリートのひじやひざに発症することが多くあり、運動時に関節が痛みます。痛みが治らないときは軟骨移植（モザイクプラスティー）や自家培養軟骨移植術を行います。また、高齢の方で症状が緩和されない場合は単顆型人工膝関節（ＵＫＡ）や人工膝関節置換術（ＴＫＡ）が必要となります。

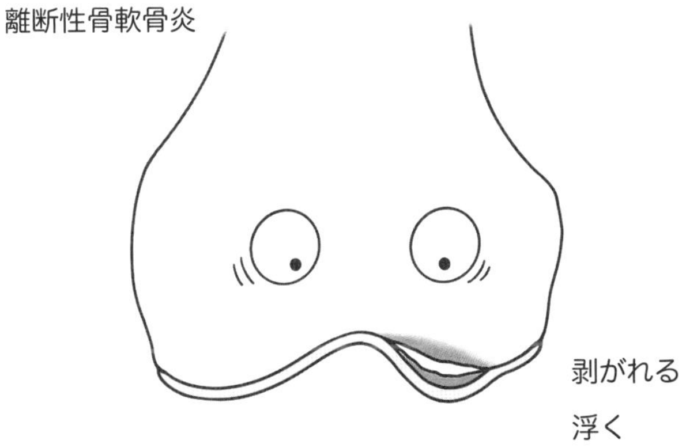

・痛風《つうふう》・偽《ぎ》痛風《つうふう》

痛風は尿酸カルシウム結晶、偽痛風はピロリン酸カルシウム結晶が関節内、主に半月板に溜まり付着し、ヤスリのように軟骨を削って痛みが生じる病気です。例えるならば痛風、偽痛風は関節の中に砂が入ったような状態で激しい痛みを伴います。

発作時はひざが腫れ、水が溜まり激痛を起こします。水を抜いたり、湿布を貼ったりするなどの保存療法が主ですが、腫れや痛み、水の溜まりが治らないなど炎症が強く見られる場合は関節鏡で洗浄、クリーニングを行います。いずれも悪化した場合は変形膝関節症を発症することが多く、悪化したら人工関節手術を行います。

・シャルコー関節・無痛症
（人工関節が適さない特別な変形性膝関節症）

末期の糖尿病で知覚神経が破壊した人や生まれつき痛みを感じない人は、ひざの症状に気づかないまま悪化することがあります。痛みは生命や生存の警告信号です。痛みを感じると人は動きを止め、痛みが治まるまで安静にします。痛みを感じないと悪化のサインに気づくことができず、機能が破綻したときに初めて気づくのです。機能が破綻した場合は人工膝手術を行いたいところですが、感染しやすくけがをしても気づきません。

無痛症の人は糖尿病も重症のケースが多く、極めて化膿しやすいため、どうしても手術を行う必要がある場合は、人工関節手術ではなく固定術を選択します。固定術を行う場合、正常な機能が失われ跛行《はこう》（正常な歩行ができない状態）になりますが、痛みがなくなり、一生再手術はありません。

・膝蓋骨のトラブル

（①不安定症→②軟化症→③変形性関節症）

病態としては

①初期：膝蓋骨不安定症（大腿骨の溝に対し少し外側にずれる）

↓

②中期：膝蓋骨軟化症（お皿の裏の軟骨が削れ始める）

↓

③末期：膝蓋大腿関節症（お皿の変形性関節症、軟骨が擦り切れ骨が露出する）

などがあります。

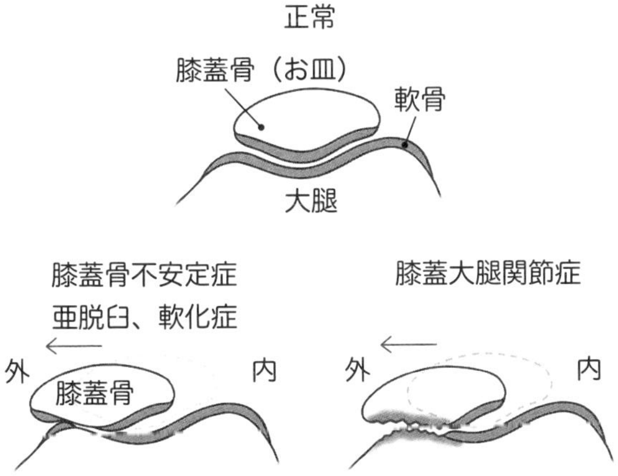

膝蓋大腿関節症では元々、ひざの構造上の不具合があり、若くてぽっちゃり型の女性でX脚・過伸展（ノックニー、伸び過ぎ）の方に多く発症します。X脚ではお皿が外側にずれる力が働きます。また、ひざが伸びすぎるとお皿がレールから浮いて不安定になり、さらに脱臼しやすくなります。そのまま放置すると屈伸の際にごりごりと異音がし、立ち上がりや階段の昇降などで痛みが生じるようになります。

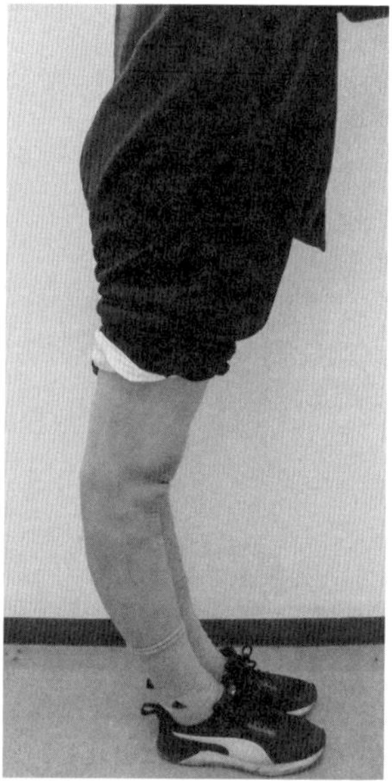

ノックニーの症例

④棚障害

また、膝蓋骨に滑膜状のひだが挟まって痛くなる棚《たな》障害もあります。安静にするなどの保存療法を行いますが、改善が見られない場合には内視鏡手術で挟まる棚を切離します。

外傷としては、

⑤膝蓋骨脱臼（大腿骨のレールから外に外れてしまい、

戻さないと歩けない）

⑥膝蓋骨骨折（伸展する力が入らず、膝折れで歩けない）

があります。

さらに人工膝関節術後では

⑦伸展《しんてん》機《き》構拘縮《こうこうしゅく》（伸展拘縮）

大腿四頭筋などが縮まったまま硬くなる状態

⑧トラッキング不良（大腿骨の溝と膝蓋骨の不適合）

人工関節を外旋位に設置すると膝蓋骨痛が残り、曲がりにくかったりする状態

⑨膝蓋腱断裂

ひざに力が入らない状態

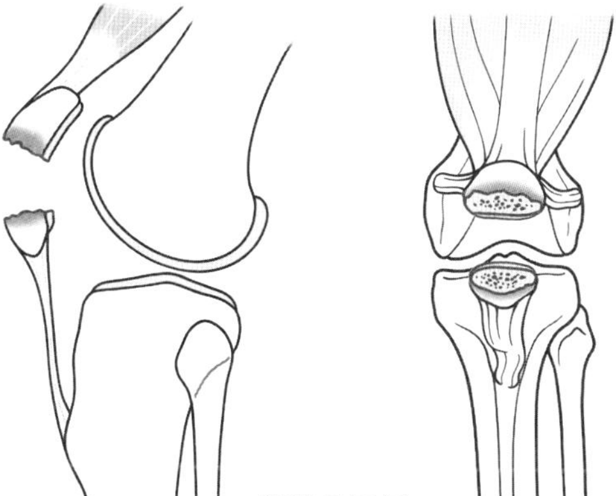

膝蓋骨骨折

⑩膝蓋腱脛骨付着部（脛骨粗面）の剥離

ひざに力が入らない状態

⑪ TKA 術後大腿四頭筋切開縫合部離開癒合不良

ひざに力が入らない状態

などを生じることがあります。

また、人工膝で膝蓋骨を置換しないと、膝蓋骨の痛みが残ることもあります。硬い金属と軟骨が接して動いていると、軟骨がすり減り痛みを生じるからです。

そのほか、人工膝術後で膝蓋骨が正常より高かったり低かったりすると、曲がりにくい、痛みを生じる、力が入らないなどの症状が見られることがあります。

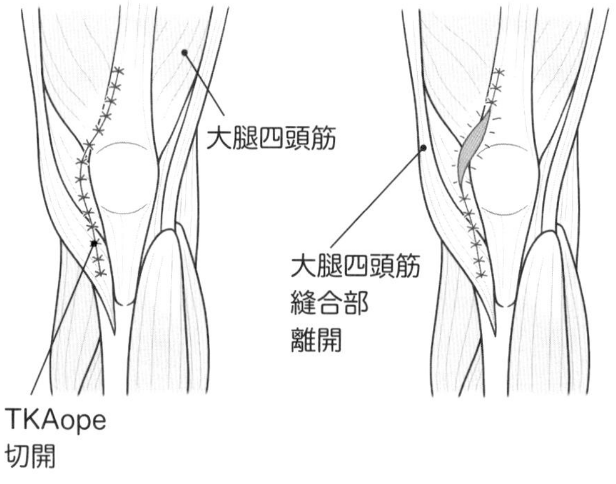

・**反復性膝蓋骨脱臼《はんぷくせいしつがいこつだっきゅう》**

膝蓋骨不安定症の患者さんがひざをひねったり踏ん張ったりして転倒した際に、膝蓋骨が大腿の前面の溝から外側に外れることを膝蓋骨脱臼といいます。癖になると繰り返し脱臼することになります。X脚の人に多く見られます。膝蓋骨は大腿四頭筋により上外側に引っ張られ膝蓋腱により下外側に引っ張られます。この引っ張り合いがまっすぐなら横にずれる心配はありませんが、X脚だと「く」の字に上下から引っ張られるので、大腿骨の溝が浅ければ脱臼してしまいます。患者さんが若年層の場合は伸びた内側支帯を縫縮（縫い縮めること）するのですが、構造を考えるとあまり有効ではありません。膝蓋腱付着部の脛骨粗面を外し、骨を内側にずらしてネジで留め、上下をまっすぐ引っ張るようにすると脱臼しなくなります。大腿骨の溝が浅く、X脚の人にだけ起こる異常なの

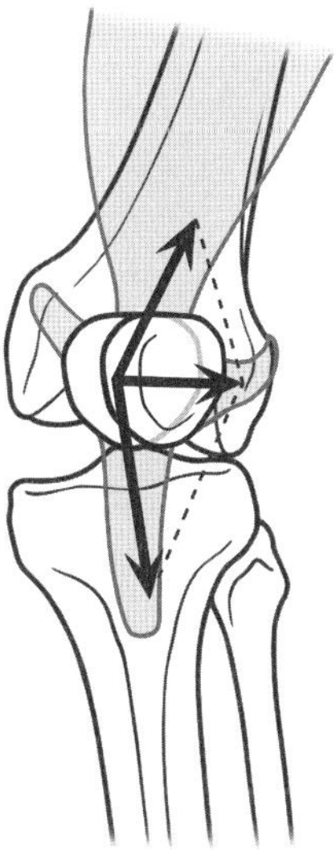

で、Ｘ脚を治す骨切り術も有効なはずですが行われていません。人工膝関節もＸ脚にし過ぎると膝蓋骨外側脱臼が出やすく、高位脛骨骨切り術も同様です。高位脛骨骨切り術はＸ脚にする手術なので、膝蓋骨脱臼には十分配慮が必要です。

・小学生～思春期に出やすい異常とスポーツ障害

(1) 円板状半月板断裂《えんばんじょうはんげつばんだんれつ》

半月板は三日月状、上から見た形はバナナ状で、断面は三角形をしています。大腿骨を丸く包んで荷重を分散して支え、スムーズな動きを担っています。内側と外側

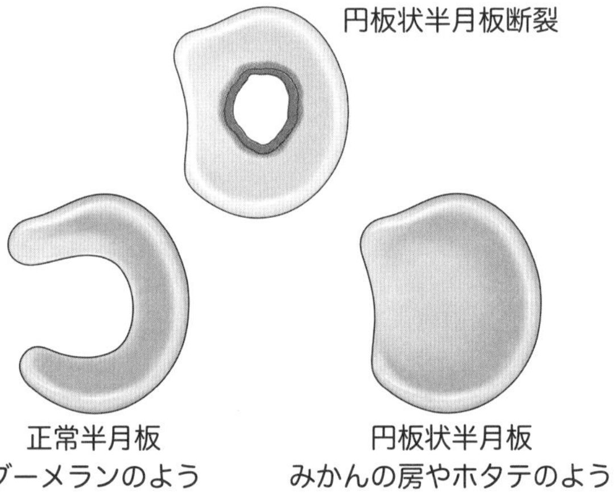

の辺縁にあり前→外→後ろ、前→内→後ろと２／３円周状に、平らな脛骨と丸い大腿骨の隙間を埋めるような形のクッション、パッキンです。しかしこれが生まれつき三日月状ではなくホタテの貝柱のような、大判焼きのような、満月のような、穴の開いていない円柱形のことがあり、大抵は外側に発症し、しかも両側（右も左も）がほとんどです。これは荷重とスポーツ、労働によっていずれは中央に穴が開き、挟まって、屈伸に支障が出ます。曲がらない、伸びないという状態をロッキングといい、挟まって動かない状態になります。これは関節鏡で形成的亜全摘術といって、辺縁のみ残し三日月状、正常の半月板の形に近くなるよう切除します。大きなものを切除し小さな穴から摘出しなければいけないので、結構大変で時間もかかり、傷を少し広げないと切除した物が取り出せないこともあります。断裂したらオペするしかありません。

（2）腸脛靭帯炎《ちょうけいじんたいえん》（ランナーひざ）

スクワットのように少ししゃがんだ状態で静止すると、太ももの外側に縦にくぼんだ溝ができます。これが腸脛靭帯で、骨盤の腸骨から始まり股関節やひざを越えて、脛骨の上端外側のガーディ結節という小さな骨の突起に付着しています。この靭帯と大腿骨下端（お尻のほっぺ）の外側は、ランニングなどによって繰り返し擦れると炎症を起こし、走るとひざの外側が痛くなります。腸脛靭帯が硬く突っ張るので、マッサージしたりストレッチをしたり、走るのを禁止したりします。手術を行う場合もありますが、著しく効果をもたらすことが少ないため、あまりおすすめしません。

(3) 鵞《が》足《そく》炎《えん》

ひざ下内前面にアヒルの足のような形状の腱が付着しています。これが炎症を起こすと痛みが生じ、人工膝の術後によく見られます。人工膝手術では、前方中央の膝蓋腱と前内側の鵞足の間を切開して、観音開きのように関節を開いて手術を行います。曲がったひざは内側が炎症を起こして硬くなりますが、手術でまっすぐに矯正するとしばらく鵞足（ひざ下のスネの内側にあり、脛骨に縫工筋《ほうこうきん》・薄筋・半腱様筋がついている部位のこと）や内側靭帯が突っ張って痛むのです。これをリハビリで緩めることで痛みや突っ張りは緩和します。鵞足炎の治療は安静、ストレッチ、マッサージ、保温、痛み止め、湿布、注射など保存療法のみで手術はありません。

(4) ジャンパーひざ

バスケットボールやバレーボールなどジャンプと着地を繰り返すスポーツで見られるのが膝蓋骨下端、膝蓋腱付着部の痛みです。ジャンプやダッシュを繰り返すうちは治らないため、一度診断されたらできるだけ休息をとるのが理想です。これも保存療法のみで手術はありません。

(5) オスグッド病

成長期にジャンプや蹴る動作が多いスポーツを繰り返し行うと、ひざ下前面が腫れて痛みます。ひざを伸ばす大腿四頭筋腱の牽引力は膝蓋骨で滑車状に直角に曲がって膝蓋腱に伝わり、付着部である脛骨粗面（ひざ下前面の隆起した部分）を強く引っ張ります。成長期にはそこに成長軟骨があります。成長軟骨は弱くて割れやすいのですが、骨を作るのが仕事なので、繰り返し引っ張られて割れ、それを修復しようとして骨をつくり、異様に隆起し、押すと痛むようになります。スポーツを続ける限り症状は変わりませんが、成長が止まると成長軟骨は閉鎖し、運動時痛はなくなります。しかし変形や骨の隆起は残り、ひざまずいたりすると痛みが出ます。成長期は安静と保存療法、成長軟骨が閉じたら、隆起した骨の破片を取り除くこともあります。

(6) 膝《しつ》窩《か》筋腱炎《きんけんえん》

ひざの外側上から後方下に付着する腱があり、稀に炎症でひざ後外側に痛みを生じることがあります。擦れるうちは痛みが取れないので、スポーツを休んで安静にする必要があります。手術はありません。

《ひざの腫瘍》

(1) ベーカー嚢腫《のうしゅ》

良性の袋状のしこり(腫瘍)で、ひざの後ろが腫れます。関節から発症し、炎症によって袋の中に水が溜まり大きくなります。腫れるとしゃがんだときに痛みが生じることもありますが、重篤な症状はほぼ出ません。針を刺して水を抜くか、手術で切除します。神経や血管と接しているので、針で刺したり手術したりすることによって膝窩動脈や脛骨神経を損傷し、重篤な後遺症を残すこともあります。また、手術が成功してもむくみや痺れが残ることがあります。

(2) ガングリオン

手足によくできる痛みを伴うしこりが半月板などにできることがあります。腱や関節から発生する袋状の良性腫瘍で、液が溜まり、腫れると痛みます。針を刺して中の液を抜くと一時的に痛みは治まりますが、また液が溜まります。この液はゼリー状、黄色味がかった水飴状です。切除しない限り再発し痛みは治りません。どこにできるかで手術の難易度やリスクは変わり、特に不都合がなければ手術せずに付き合っていくのが賢明です。

(3) 色《しき》素《そ》性《せい》絨《じゅう》毛《もう》結《けっ》節《せつ》性《せい》滑《かつ》膜《まく》炎《えん》(PVS)

関節出血を繰り返す疾患で、出血で関節がパンパンに腫れると痛みます。応急処置としては注射器で吸い取りますが、すぐにまた溜まります。出血を繰り返すと関節内に血球成分がヤスリのように働き、軟骨が早期にすり減ります。治療は関節鏡手術を行いますが、出血がないときにしかできません。手術では茶褐色の色素沈着を認め、その塊(結節)を切除し、出血源を切り取ります。軟骨がすり減ると、人工関節手術を行います。

《ひざの外傷》

（1）前十字靭帯《ぜんじゅうじじんたい》（ACL）断裂《だんれつ》

ひざの上下の骨が脱臼しないように固定しているのが靭帯です。前十字靭帯は最も重要な靭帯で、スポーツや事故などの外傷で断裂し、出血のためひざがパンパンに腫れ激痛が起こります。断裂した瞬間は激痛が走るとともに腫れがひどく、歩くことすらできません。断裂はＭＲＩで診断します。治療は装具で固定する保存療法か、靭帯を再建する手術療法がありますが、装具はグラつきを抑えるだけで靭帯が癒合することはなく、治癒することはありません。前十字靭帯が断裂すると常に脱臼したようなずれる感覚があり、ひざがカクンと折れてしまったりする「膝折れ」のような症状が出ます。生活に支障をきたさないほど症状が軽微でも、将来の変形性膝関節症を予防するために手術を勧めます。手術は関節鏡で靭帯を移植する靭帯再建術を行います。この手術を行う医師はひざを専門としている医師に限られます。半月板断裂と同様、治療しても軟骨が削れやすくなるため、早期に変形性膝関節症を発症しやすくなります。

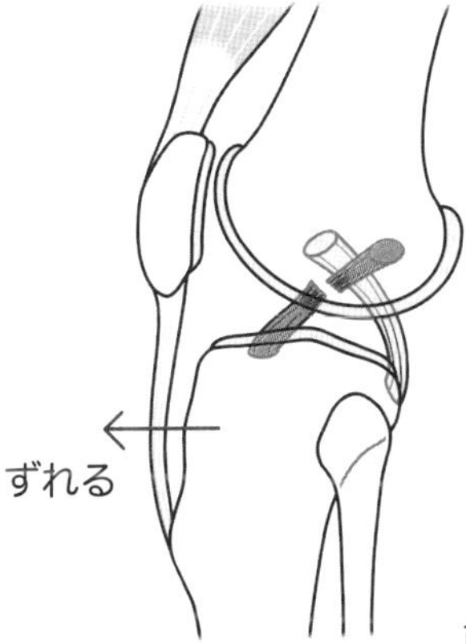

前十字靭帯断裂

(2) 後十字靭帯《こうじゅうじじんたい》(PCL) 断裂《だんれつ》(ダッシュボード外傷)

交通事故などで、スネを前面からぶつけると、一瞬大腿骨に対して脛骨が後方にずれて亜脱臼し、脛骨が後方にずれるのを防いでいる後十字靭帯が断裂します。関節内靭帯なので関節内に出血し、溜まった血を吸引して観察すると油は浮いていません。油が浮いている場合は骨折があり、骨髄の油が漏れ出ています。仰向けになってひざを曲げると、脛骨が大腿骨に対して正常よりも後方に沈みます(サギング)。しばらく板状のギプスシーネ固定+松葉杖免荷(足をつかないこと)をし、後十字靭帯専用の装具（医療用関節付きサポーター）に切り替えます。以前は手術をしないのが普通でしたが、前十字靭帯のように靭帯再建を試みる施設が最近いくつか現れました。膝折れがなくなれば装具を外し、スポーツを楽しむことも可能ですが、曲げたときだけぐらつきが残ります。

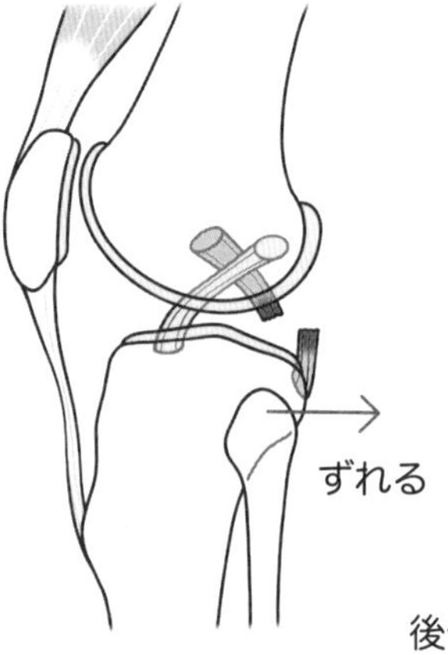

後十字靭帯断裂

（3）内側靭帯（MCL）断裂

内側靭帯は前十字靭帯と同様に重要な靭帯で、内側が開き外側に「く」の字に曲がるけがで生じます。重症だと同時に前十字靭帯断裂も発症します。内側靭帯は浅層と深層の二重構造で、浅層だけならギプスシーネ→装具を３カ月装着して治療します。深層まで達したら縫合術を行います。

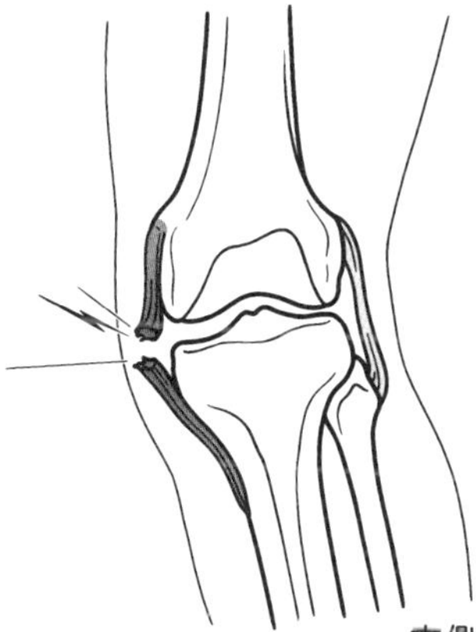

内側靭帯（MCL）断裂

(4) 後十字靭帯《こうじゅうじじんたい》（PCL）剥離《はくり》骨折

ダッシュボード外傷やスポーツ外傷、転倒などで後十字靭帯が切れず、後十字靭帯の脛骨付着部が骨ごと引き抜かれてしまうことがあります。骨折はずれを戻して金具で固定する手術を行えば骨は元通りに接合します。ただし、ベーカー嚢腫同様、ひざの後ろには神経や動脈があるので、手術の難易度は高くなります。ずれていない時はギプス＋免荷→装具になります。

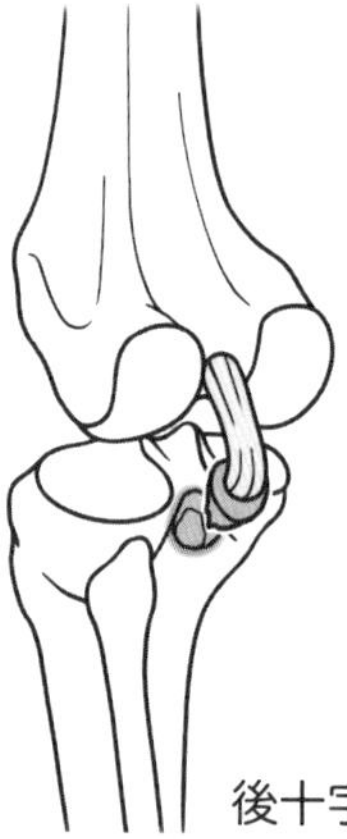

後十字靭帯(PCL)剥離骨折

(5) 前十《ぜんじゅう》字《じ》靭帯《じんたい》（ACL）剥離《はくり》骨折

スポーツなどで足裏を固定され体が倒れる際に、ひねって外側に「く」の字に曲がったり、過伸展などで付着部が骨ごと引き抜けてしまうことがあります。この場合、ワイヤーを骨片に掛けて脛骨前面に骨孔を開け下方に引っ張って骨を元のところに引き下げ固定する手術を行います。骨が接合すると元のような動作もできます。ひざ専門の医師が手術を行います。ずれがない場合はギプス＋免荷→装具で対応します。

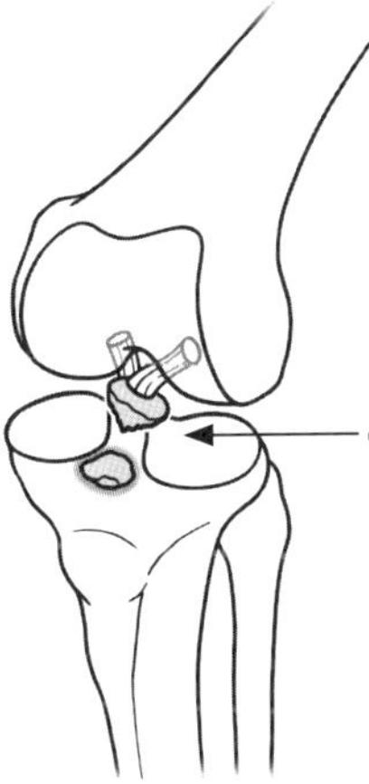

前十字靱帯（ACL）
剥離骨折

（6）外傷性滑液包炎《がいしょうせいかつえきほうえん》、膝蓋前滑液包炎《しつがいぜんかつえきほうえん》

ひじや膝蓋骨の前、脛骨粗面の前など、よく動く関節には袋状の空洞が存在します。ひじをぶつけると、しばらく血が、のちに水が溜まり続けます。頬杖をついてばかりいるとひじに水が溜まり、痛みはないものの腫れ続けることがあります。膝蓋骨の前にも膝蓋前滑液包という袋があり、これが外傷か慢性の刺激で炎症を起こして水が溜まり続けることがあります。腫れが重度なら吸引しますが、炎症がある限り数日で同じように水が溜まってしまいます。膝立ちやよつんばいなどの動作は症状を

悪化させるので避けます。また、マッサージや患部を触り続けるといつまでも治りません。とにかく安静にするのが完治への近道となります。

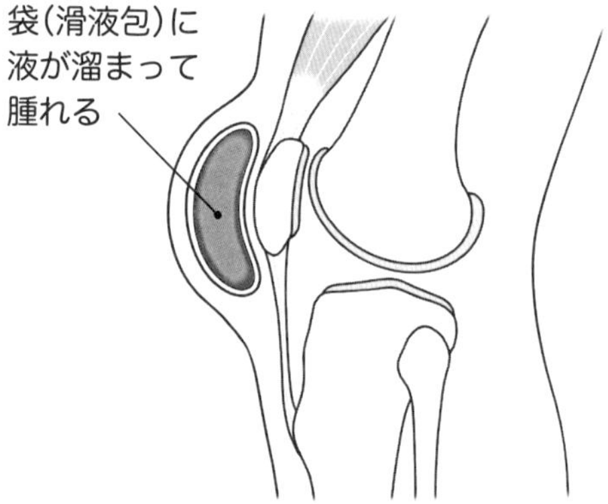

膝蓋前滑液包炎

(7) 外傷性軟骨欠損症

スポーツ等の強い外力により、軟骨が大きくえぐれてしまうけがです。半月板断裂や靭帯断裂を生じる際に併発することがあります。軽症の場合は保存療法、治癒が難しい場合は骨軟骨移植（モザイクプラスティー）を行います。正常な軟骨を下の骨ごと直径１cm の円柱形にくり抜き、軟骨欠損部も同様にくり抜いて交換するような手術です。複数個同時に交換できますが、軟骨欠損が広範囲になると自分の軟骨を採取して培養して増やし、欠損部に貼る手術（自家培養軟骨移植術）を行います。離断性骨軟骨炎でも軟骨移植か自家培養軟骨移植術を行います。高齢で症状が取れなければ部分人工関節や人工関節手術が必要となります。

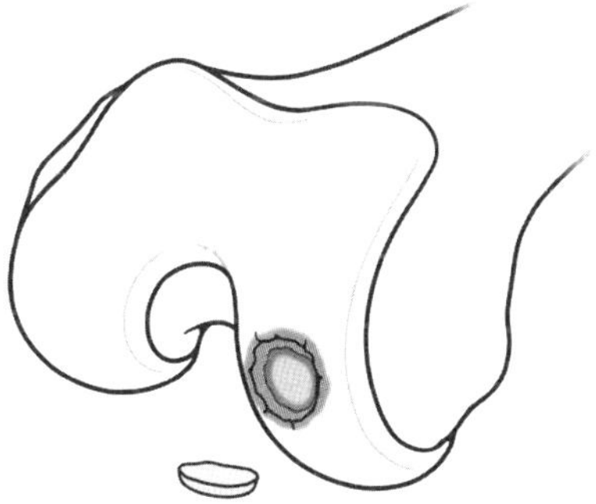

外傷性軟骨欠損症

(8) ひざ周囲の骨折

骨折にはさまざまなものがあります。最も多い脛骨高《けいこつこう》原《げん》骨折、大腿骨顆《か》部《ぶ》骨折などは交通事故、スポーツ外傷、労働災害、転倒、転落等で起こり、それぞれずれを戻し金具で固定する手術（観血的整復固定術）が必要です。

手術で回復しても、将来、軟骨が削れやすくなり変形性膝関節症を発症しやすくなります。

　このようにひざの病気やけがはいくつもあります。診断の際はこれらを鑑別し、治療法を絞り込んでいかなければなりません。診断や治療法が適切でなければどんなに治療したとしても良い結果は得られません。

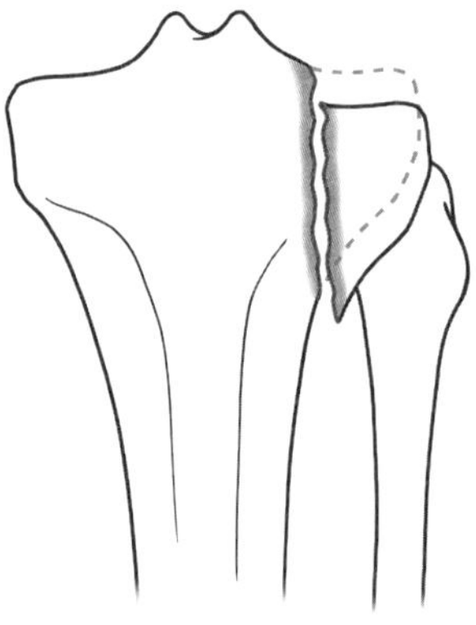

脛骨高原骨折
棚落ち
脛骨顆部骨折

第3章

ひざを壊す運動
ひざを守る運動
痛くなったらどうする？

1 セルフチェック あなたのひざは大丈夫？

ひざの健康を長く保つためには、ひざの状態を自分で把握しておく必要があります。

以下のチェックリストで確認してみましょう。

ひざのセルフチェックリスト

□ O脚である

□ X脚である

□ 水が溜まる

□ 痛みがある

□ 腫れている

□ ゴリゴリ音がする

□ ひざがピンと伸びない

□ 正座ができない

□ 手すりを使わなければ階段をのぼれない

□ 立ち上がるときひざが痛い

□ 半月板を断裂したことがある

□ 半月板の切除術をしたことがある

□ 靭帯を断裂したことがある

□ 激しいスポーツをしている（していた）
□ 太っている
□ 週に何度もスポーツをしている
□ 重労働をしている（していた）

2つ以上チェックがついたら、ひざの疾患の疑いがあります。チェックが3つ以上ある人は近隣の整形外科へ、5つ以上ある人はひざ専門の医療機関を受診することをおすすめします。

ひざの疾患は女性に多く見られます。女性は更年期を迎える50歳前後になったら、婦人科特有の疾患だけでなく、ひざや股関節にも注意が必要です。

2 ひざの痛みが治まらなければ専門医でＭＲＩを撮る

ひざに痛みや腫れが生じ、治療しても治らない場合は、ひざを専門とする医師を受診してください。現状をきちんと把握する必要があります。自分のひざの状態を把握できると未来のひざの状態が予測できるため、これからどんなケアをすればいいのかも分かります。ひざの疾患・けががある場合、進行状況、重症度、ステージ分類などにより治療法は分かれます（標準治療）。

もし異常があった場合は治療を後回しにせず早めに対応してください。検査を受けることに対してナーバスになる必要はありません。もし疾患やけがが見つかっても悲観することはありません。今はステージに応じた適切な治療がありますし、何よりひざの専門医もいます。人間ドックや健康診断と同様、自分のひざを分析し、状況を知っておくことは自分のこれからの健康にとっても十分意義のあることです。

3 筋トレ、ウォーキング トレーニングでひざを守ろう

ひざの疾患を予防するために大切なポイントが５つあります。

１つ目はウォーキングです。ウォーキングで関節を動かすことで軟骨が萎縮して薄くなることを防ぎます。できれば靴底やかかとのクッションがしっかりしたウォーキングシューズを履き、１日 20 分以上のウォーキングを行います。２時間も３時間も歩き続けるのはかえって

手拭い(薄いタオル)リハビリの手順

①手拭い(薄いタオル)を２枚用意する。
②手拭い(薄いタオル)の２つの角同士を結ぶ。
③結び合わせた輪の中に足を入れ、足首の後ろで手拭い(薄いタオル)を交差させる。
④足首に近い位置で手拭い(薄いタオル)をつかむ。
⑤手拭い(薄いタオル)をつかんだ手をお尻の方向に引き寄せながら上半身を倒していく。

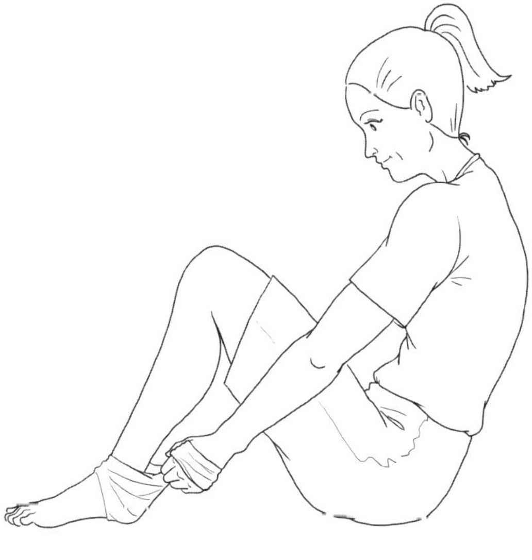

ひざに負担を掛けるので控えましょう。ウォーキングを毎日の習慣にすることで、軟骨に栄養を送り、最低限の筋力と骨の強化、歩行能力の維持が期待できます。また、毎日外出することで引きこもりになることがなく、人や世の中と接点をもつので社会的に孤立しないことにもつながります。

２つ目は大腿四頭筋を鍛えることです。太ももの前半分の筋肉でひざを伸ばす働きをします。足上げやスクワット、座って蹴る運動などで鍛えられます。

３つ目はストレッチです。まずマッサージをして温めてからひざを伸ばして10秒静止、しっかりと曲げて10秒静止という動作を繰り返します。時間も掛からないので、風呂上がりや就寝前に行うことを続ければいつのまにか習慣になるはずです。体が硬い人や動きが悪い人は風呂の中で行うと無理なく可動域を広げられます。ひざが完全に伸びない人は、手で押してできるだけ伸ばすようにします。伸ばすときに勢いや反動をつけないこと、伸ばし切ってから10秒キープすることを心掛けます。また、正座ができない人もお風呂での運動が効果的です。しゃがんだり正座したりする動作を行い、ひざがいちばん曲がったところでキープします。入浴後には手拭い（薄いタオル）を使ったリハビリでひざの曲げ伸ばしを行うようにすれば、ひざの動きも変わってくるはずです。

４つ目はO脚対策です。日本人に多いO脚は内側の軟骨がすり減りやすく、すり減ることで痛みが生じます。内側がすり減るほどO脚は悪化し、ますます内側に体重が掛かるようになります。このように負のスパイラルに陥り、加速度的に変形性膝関節症は進むのです。つまりO脚を矯正することは変形性膝関節症の発症や進行、痛みを防ぐのに極めて効果的です。ただし整体などで施術しても骨の変形自体は治っておらず、すぐに元に戻ってしまいます。O脚を軽減し内側に掛かる荷重を減らすには、足底板（外側を厚くした靴の中敷き）が最も効果的です。足底板は靴に入れるタイプと足に巻くタイプがあり、整形外科を受診すると足の裏の形を取ってオーダーメイドで作ってもらえます。足に巻くタイプは多少靴がきつくなりますが、家の中でも使えます。

このほかにも和式トイレを避ける、ひざを冷やさない、あぐらをかかない、横座りをしないなどひざに負担を掛けない工夫も必要です。

５つ目は体重管理です。ひざが悪い人の多くは肥満傾向にあります。歩行時は体重の５倍の負荷がひざにかかるともいわれています。体重が 10kg 増えればひざには50kg、20kg 増えれば 100kg の負荷が増えることになります。食事のコントロールや運動ですぐに調整できるはずです。毎日、体重を計測することはひざのリスク回避にもつながります。

・食事と運動で無理なくダイエット

減量は貯金と一緒です。カロリーの消費量が摂取量より多ければいいのです。エネルギーをたくさん消費する筋肉を増やすと自然と脂肪は減るはずです。さらに増やした筋肉を使って、有酸素運動を行えば筋肉がエネルギーを消費してくれます。

また、糖質や脂質を控えることも有効です。糖質はごはんやパン、麺などの穀類、お菓子やジュースに使われる砂糖、いも類やフルーツにも多く含まれます。脳を働かせたり体を動かしたりするのは糖質なので過剰な制限は禁物ですが、分量を減らしてほかの食材に置き換えるなどすれば食事量も調整しやすいはずです。

減量と聞くと我慢を強いられるイメージが強くありますが、アイデア次第で食事もしっかり楽しめます。野菜がたくさん摂れる水炊きやタンパク質が豊富な湯豆腐はおすすめのメニューですが、味付けや調味料を変えたり、途中で味変したりすれば飽きることもありません。

食事と並行して運動を取り入れることも大切です。例えば水中ウォーキングは浮力でひざに負担が掛からない反面、水の抵抗で運動時に負荷がかかるため、減量だけでなく筋力アップも期待できます。また、食事のあとの散歩は食後に急激に上昇する血糖値を抑える上でも有効です。

4 歩かないと軟骨に栄養が届かない

血管がない軟骨には適度な刺激が必要です。血液は血管を通って酸素や栄養を全身に運び、老廃物を回収していますが、血管のない軟骨は関節液から酸素と栄養をもらっています。軟骨はスポンジのように柔らかいので体重をかけると圧縮し、足を上げるとまた元に戻って膨らみます。その際に関節液が染み込むため、歩行が重要な役割を果たすことになるのです。激しい運動はひざの大敵ですが、動かなければ軟骨がすり減らないわけではありません。ひざの軟骨をすこやかに保つためにも、日常的に適度なウォーキングを行うことが大切なのです。

5 違和感を覚えたら速やかにひざ専門医へ

ひざの痛みにもさまざまありますが、立ち上がる際にひざの内側が痛い、階段の昇降で痛みがある、朝に痛みを感じるなどの症状は比較的初期から認められます。その際、検査をして初期症状だと分かれば保存療法として湿布を貼ったり痛み止めの薬を服用したりします。同時に減量や筋トレを取り入れることもあります。それでも改善しない場合はヒアルロン酸の注射、足底板等の治療を行います。それでも効果がなく、痛みで歩行に支障をきたす場合や腫れが引かない場合などはひざの専門医を受診する必要があります。

初めて受診する際にはひざのけがの有無、ひざの治療の有無、痛む位置や痛みが始まった日時、スポーツ歴など、ひざにまつわる事柄をまとめておくとスムーズに診療が進みます。さらに既往症や薬の服用履歴、職業などの確認も行われます。原則、紹介状は不要ですが、紹介状の有無で初診料が変わる場合があります（400 床以上の大病院のみ＋ 5000 円）。私のところにも紹介状を持った患者さんが訪れますが、紹介状の内容は参考程度にとどめ、自分の目と手で診断することを大切にしています。

6 どうしてひざに水が溜まるのか

関節は関節包という膜に包まれた閉鎖空間（密室）でヌルヌルした関節液があります。関節液は関節包内面の滑膜が作り、栄養を送る役割と摩擦を防ぐ役割を果たしています。通常はごく少量ですが、軟骨がすり減ると軟骨の破片が関節包を刺激し炎症を起こします。滑膜が炎症を起こすと関節液（滑液）をたくさん作ります。このときの関節液は数 10cc 溜まり、サラサラで機能を果たさず、関節包がパンパンに腫れて痛みを伴います。この状態を関節水腫《すいしゅ》といいます。この場合、注射器で水を抜く必要があります。水を抜くと癖になるのではないか、水を抜くことでかえって水が溜まるのではないかと相談されることもありますが、痛みがあるときは積極的に水を抜くべきです。ただし、水を抜くと痛みは軽減しますが、水が溜まる原因が改善されていないので再び水が溜まって痛みが生じます。また、注射器を使用することは細菌感染の危険があるので、よく消毒する必要があります。万一感染すると、リウマチや変形性関節症と同様に関節表面は溶けてなくなり、痛みで歩けないどころか、治癒しない限りひざの破壊は急速に進行します。水が溜まり続ける場合、炎症の原因である異常を根本的に治さない限り、関節水腫はなくならないのです。

7 少年少女期のレントゲンで未来予測はできるのか？

レントゲンを撮ると骨の形の傾向が多少は分かります。O脚、X脚を見るなら寝転んで撮るレントゲン(Xp)ではなく立位のレントゲンが必要です。さらにはっきり分析するには、まっすぐ立った状態で股関節から足関節までの下肢全長レントゲンを撮る必要があります。股関節の骨頭中心と足首の中央を結んだ荷重線（ミクリッツライン）よりひざの中心が内側にあればX脚、外側にあればO脚です。さらに、まっすぐ立った状態でスネがまっすぐか、スネは弯曲していないか、関節面は内反しているかといった点を見ます。これで異常がある人は将来ひざが悪くなりやすいことが分かります。ひざの骨の形態異常がある場合、成長が止まる前であれば歯と同じように装具などで矯正することも理論上可能です。成長が止まるまではひざの上下に成長軟骨帯があり、そこで骨を作り続けます。幼少期の骨は拡大コピーのように均等に大きくなるのではなく、骨端線の下に骨がつけ足されるような形で長くなることで背が伸びていきます。叩いたり、衝撃を加えたり、超音波で刺激したりして成長軟骨を片方だけ活発にできれば、成長が止まるまではO脚X脚を矯正できるのではないか、治療に応用できれば曲がったひざを伸ばすことも可能ではないかと考えています。成長が止まったあとでは成長軟骨帯は閉鎖しているので、骨が新たにできることはなく、骨端の形が変化することもありません。症状が出る前からひそかに異常は始まっているのです。

・腰・ひざ・股関節ドックの早期開設が目標

ロコモとはロコモティブシンドローム（運動器症候群）を略した用語で、筋肉や骨、関節などに異常があり、生活に何らかの支障が生じている状態をいいます。骨密度や筋肉量を測定して運動器の機能が低下していないかを検査する「ロコモドック」を導入する医療機関も増えましたが、私は自分の専門分野である腰・ひざ・股関節の検査をセットにした「腰ひざ股関節ドック」の開設を検討しています。痛みなどの自覚症状が出たときには、すでに進行している状態です。症状が出てから対処するのではなく、異常の始まりや異常が出やすい素因の有無を把握し予防ができれば、疾患で苦しむ人は確実に減らせます。また、腰・ひざ・股関節の重要性の啓蒙や現状分析は意義があるはずです。将来、腰やひざが悪くならないかと不安を抱えて過ごすのではなく、現状を分析し、理解することができれば未来の予防につながります。

8 激し過ぎる運動が体を壊す

成長期のスポーツのし過ぎで体を壊すことがあります。腰椎の疲労骨折である腰椎分離症やボールの投げ過ぎによってひじに異常をきたす野球ひじ、ひざの前下の骨が隆起して痛みが生じるオスグッド病、ひざの離断性骨軟骨炎、半月板変性などがその代表です。
成長期にスポーツをすることは精神と肉体を鍛え、心肺機能を高めるだけでなく、協調性・コミュニケーション能力・社会性・忍耐力（逆境でも諦めない力）・根性（困難に立ち向かう力）を培ううえでも意義がありますが、度を超えた運動には警鐘を鳴らすべきです。
うさぎ跳びのようにひざの屈伸を繰り返すような運動は半月板を痛める原因になり得ます。また、精神論に基づいた過度なボールの投げ込みもひじを痛めることにつながります。こうした体を酷使するような運動をいまだに行う指導者が子どもたちの未来を奪うのです。いちばんの急務は指導者教育ですが、結果至上主義の指導者の多くは、私たちの提言になかなか耳を傾けてはくれません。例えば野球の場合は球数制限が必要ですし、投手は定期的なレントゲンチェックがあってもいいはずです。症状が出たときには、すでに異常があるからです。
腰椎分離症では反るような運動を繰り返すことによって疲労骨折が生じます。運動後の腰の張り、重み、疲れやすさ程度で、症状が軽いため、骨折に気づかずに運動を続けた結果、骨がつかずに偽関節になってしまい、中高年になってギックリ腰で受診した際、指摘されて初めて知ることもよくあります。ちなみにスポーツをする青少年の10人にひとりは腰椎分離症で、体操・新体操・バレーなど腰を反るスポーツで多く見られます。早期に発見した場合、コルセットを装着して安静にすると骨が修復することが多いですが、症状が進行していると、骨の修復は難しくなります。

腰椎分離症をレントゲンで撮影した場合、治療が困難なレベルにまで悪化してようやく分かるくらいで、初期ではレントゲン上異常なしで、初期だったために見過ごされてしまった中高生の多くは、大人になって腰痛が悪化し、手術が必要になることがあります。腰痛で異常なしの診断を受けても症状が緩和しないスポーツ少年は、ＣＴやＭＲＩで検査できる医療機関を受診することをおすすめします。放置してしまうと、背骨がずれる分離すべり症になったり、お尻や太ももが痛くなる坐骨神経痛を発症し、歩行が難しくなったりします。

9 ひざを壊す筋トレ vs 治す筋トレ

筋力トレーニングもやり方を誤ると壊れる原因になり

得ます。ひざに強い重力が加わるような運動は軟骨がすり減る原因になるため、好ましくありません。例えばトレーニングジムでよく行われている足の裏でおもりを持ち上げるマシン（レッグプレス）や、バーベルを持って行うスクワットなどはひざが痛い人が行うのはNGです。また正常な人でも、長年やり続けると軟骨のすり減りの原因となります。トレーニングの現場ではトレーナーやコーチの判断が優先され、医師の指示は軽視されることが多いように見受けられます。これは悲しむべきことで、正しい知識を一刻も早く啓蒙する必要があります。

SNSなどで積極的に情報を提供する言葉巧みなトレーナーの意見を鵜呑みにし、私ども医師の指示を聞いてくれない人も少なくありません。年代に関係なくスポーツを楽しむことは精神的、肉体的にも効果が期待できますが、過剰にのめり込み過ぎず、適度に楽しむくらいの意識で取り組むのが望ましいといえます。スポーツビギナーがこれから運動を始める場合は、浮力で体に負担が掛からない水中ウォーキングや水泳、あるいはジムでひざに荷重が掛からない大腿四頭筋の筋トレが有効です。同様にヨガ、ピラティス、太極拳、フラダンス、自転車、グランドゴルフ、ゲートボールなどもおすすめです。ジムでは体に異常がある場合、運動の種類を選ぶ必要があり、整形外科医に良い運動、悪い運動を確認するのがベターです。

10 ネット情報は信頼できるのか

インターネットに溢れる情報のなかには裏付け、エビデンス（科学的根拠）が乏しく、信頼できないものがたくさんあります。もちろん、すべてが誤っているわけではありませんが、口コミや評価は個人の感想であって、医学的に間違っていることも多いように感じます。まさに玉石混交です。ある食材を食べるだけで手術せずに治る、この運動をすれば手術せずに治るなど、どう考えても不審な情報にもかかわらず、藁にもすがる思いで信じてしまう人が多くいます。あたかもありそうなフェイクニュースも、多くの人がツイートしたりフォローしたりすることでエビデンスのようになり、うそが真実のように見えてしまうのです。情報の正誤を判断するには、メディアからの情報を読み解く能力（メディアリテラシー）が必要です。誤った情報を信じ込み、医師のアドバイスを頑なに拒み続ける人も少なくありません。その後、症状が悪化してから泣きつかれることもありますが、治療の遅れが症状を左右することを肝に銘じてほしいと思います。

・標準治療を否定する情報は信じてはいけない

書店に行くと、ひざ疾患の対処法の本がいくつも並んでいます。これらの本に書かれているのは「〇〇をすれば手術をしなくても治る」といったものばかりです。このような類の本を信じ込んでしまう人は少なくなく、その結果、間違った情報が真実を凌駕していきます。標準治療を受けてはいけないといった本や記事がもてはやされれば、その情報はあたかも真実であるかのように一人歩きしていきます。

実績や根拠のないデータ、一方的な偏った意見は一歩引いて見たほうが良いと思います。軟骨が再生しますと謳った事実と反するサプリメント、関節痛に効くなど根拠に乏しいサプリメントなどは、疑わしい目で見なければいけません。さまざまな健康法やトレーニングは、重症化を遅らせたり、痛みを軽減したりすることは可能かもしれませんが、軟骨のすり減りや変形が改善することは決してありません。運良く痛みがいったん軽くなったとしても、それは完治したわけではありませんし、長続きもしません。虫歯と同じで、壊れたら手術以外に元通りにする方法はないのです。古い家をクリーニング（関節鏡手術）するのか、リフォーム（骨切り術）するのか、新築（人工関節手術）するしかないのです。

しかし、手術に関する本は極めて少なく、否定する本ばかりが目立ちます。「手術を受けてはいけない」という本はよく売れるという話もありますが、それは患者さん自身が手術をしたくない気持ちがあるため、気持ちを代弁する本や記事、情報があると、救われたかのように信じ込み、自分を正当化し気づかないうちに本にすがるのだと思います。ただ、信じるがゆえに頑なになって標準治療（大規模な臨床試験によって治療効果や安全性が認められ、最も推奨される治療のこと）を拒否し続ける人も多く、残念でなりません。人によっては手術しなくていいと言われるまでドクターショッピングを続ける人もいます。

標準治療とは科学的根拠に基づいたベストな治療です。標準治療を否定する本を鵜呑みにしてはいけません。

第4章

ひざトラブルは進行度に応じて治療法を選ぶ！スゴ腕整形外科医が教える最強のひざ治療

第１部
検査にはどんなものがあるのか？

1 専門医受診、精密検査、分析、治療方針の決定

　ひざに異常があり、様子を見ても治らないときは、まず近隣の整形外科を受診し保存療法を受けます。それでも治らないときはひざ専門の医師に掛かってＭＲＩなどの精密検査を受けます。外傷や事故、災害で激痛を伴い腫れているときは、最初からひざの専門医に掛かるべきです。クリニックや入院病床のない整形外科医院は保存療法が専門のため手術をしていません。レントゲンを撮って薬を出したりギプスをしたり、電気で温めたり注射をするところです。手術ではない内科的な治療をするので、整形内科といったほうがむしろ正しいかもしれません。誤解しないでほしいのですが、手術をしない整形外科の先生を揶《や》揄《ゆ》したり、攻撃しているわけでは決してありません。ほとんどの患者さんは手術が必要ない初期や中等度なので、その膨大な数の患者さんを診る医院は社会的にも必要です。ただ、手術を専門とする整形外科

医と内科的な治療を専門とする整形外科医が同じ整形外科という名前であるため、患者さんはどこに行っていいのか分かりにくいのではないかと思います。ほかの診療科では脳神経外科と神経内科、心臓血管外科と循環器内科、消化器外科と消化器内科、胸部外科と呼吸器内科のように外科と内科が分かれています。内科は手術をしない、外科は手術をすると分かりやすく明確です。しかし整形外科ではどんな治療を主にやっているかが名前からは想像がつかないのです。そのため、重症者が整形内科に紛れ込んでいたり、大病院が内科的な治療だけで済む軽症者で溢れかえっていたりと、治療レベルと重症度のミスマッチが起きており、適切なレベルの患者さんの配分がまったくできていないのが現状です。

2 検査は立位レントゲン・ＣＴ・ＭＲＩ

・立位レントゲン（Ｘｐ）

ひざが痛いとき、最初に行うのはレントゲン検査です。しかし寝て撮ったレントゲンでは軟骨のすり減り具合が分からず、正確な診断ができません。軟骨のすり減りを調べるには立位でレントゲンを撮影します。軟骨はレントゲンに映らないので何 mm 間が空いているか、それが残っている軟骨の量を示しています。また立位下肢全長を撮ることで荷重線（ミクリッツライン）を参考にO脚X脚の判定、大腿骨と脛骨の角度（FTA）（曲がり具合)、関節の横ずれ（滑り）（ラテラルスラスト）が分かります。

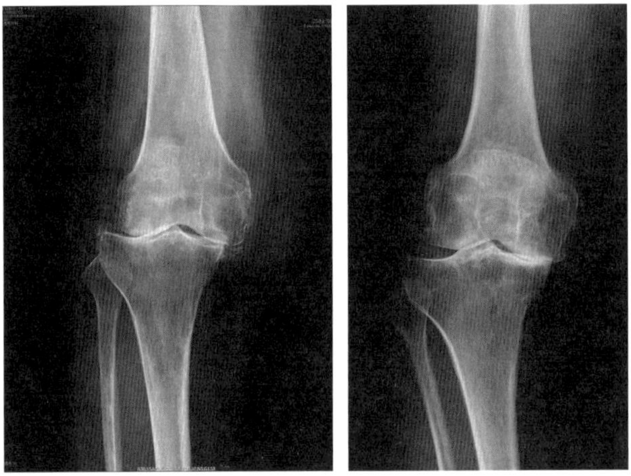

X脚

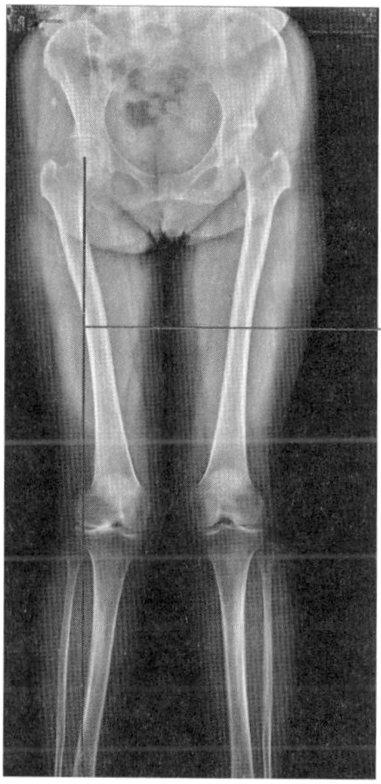

O脚

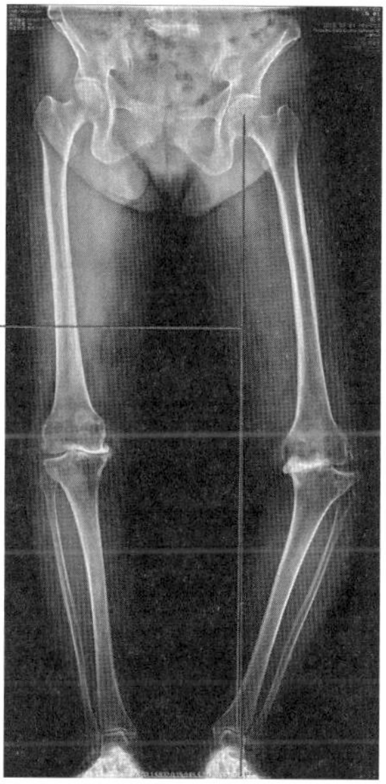

ミクリッツライン

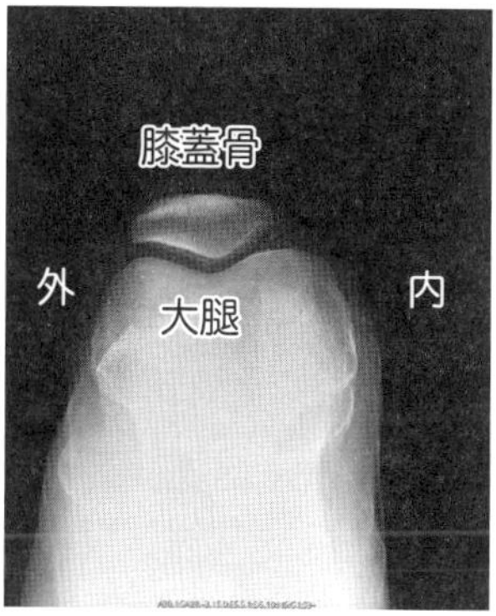

レントゲン軸写

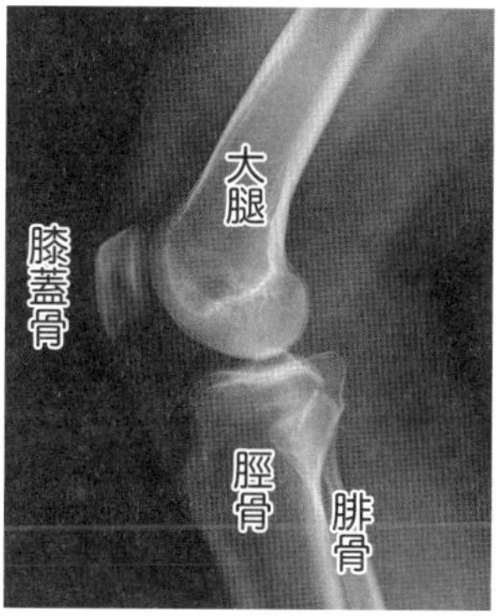

レントゲン側面

右ひざレントゲン正面

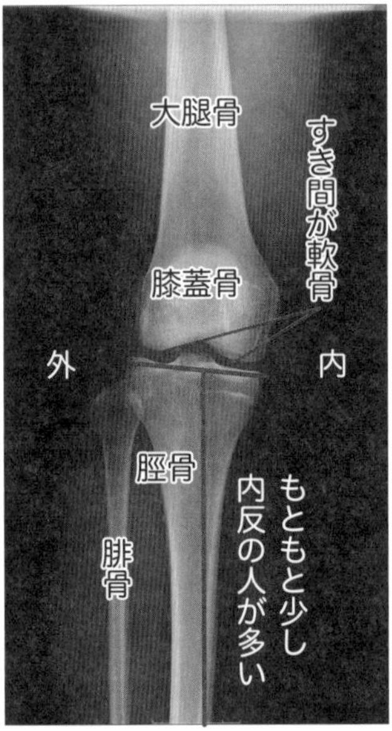

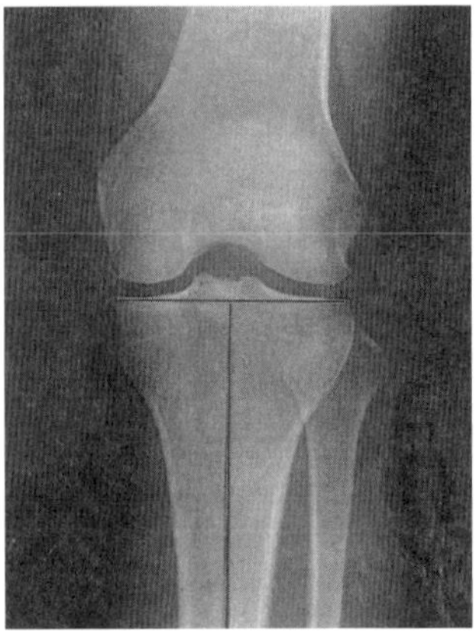

レントゲン立位全長

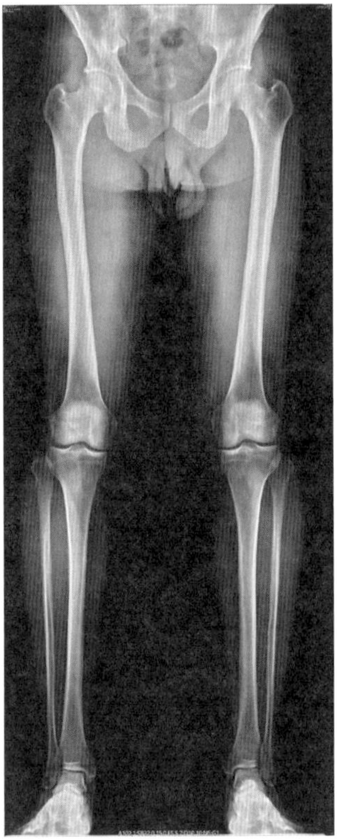

・ＣＴ（コンピューター断層撮影）

ＣＴは骨の形状を調べる検査です。削れ具合や骨棘、骨が溶けた穴（骨嚢胞《こつのうほう》）を映し出します。最新のらせん状に一気にスライスするヘリカルＣＴであれば撮影時間は数分と短時間で終わり、金属が入っていても像がゆがまず、被曝量も従来のものに比べると格段に少なく済みます。自由自在に断面を設定することができ、３Ｄの立体画像もできるので、複雑骨折の手術の際には折れ方、ずれ方までイメージできます。また

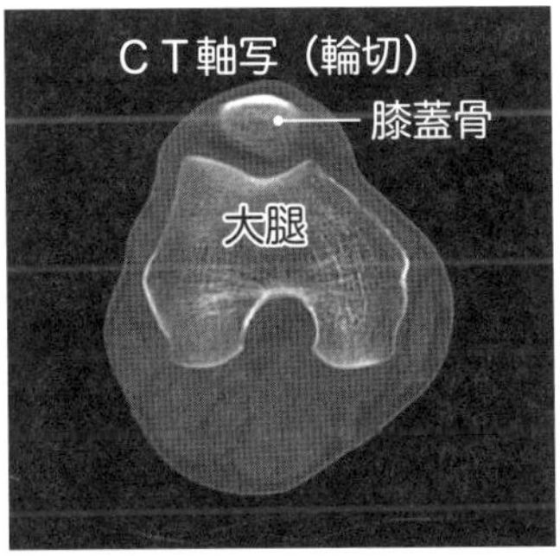

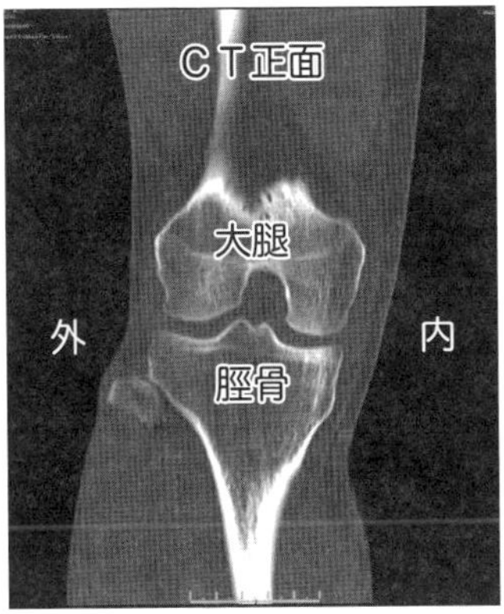

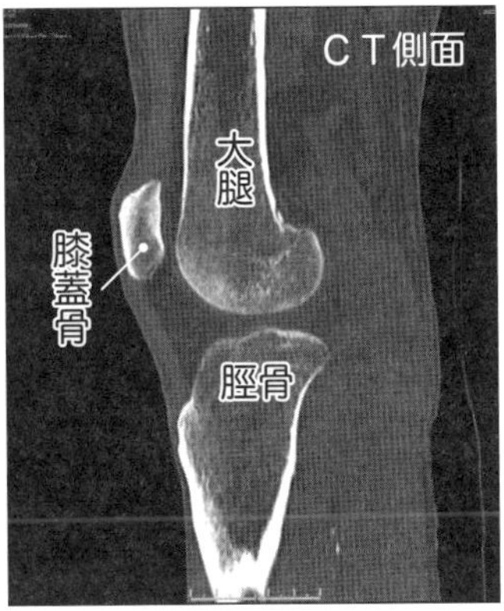

人工関節手術の前にはＣＴのデータをコンピューターに入力してシミュレーション手術を行わせ、ベストの設計図をＡＩが作ります。手術の際にはコンピューターが作った最高の設計図を基に医者が手術を行います。

・ＭＲＩ（核磁気共鳴画像）

強い磁力により体内の状態を断面像として描写するＭＲＩでも軟骨のすり減りがあるかどうか分かります。レントゲンに映らない軟骨部分を映し出す検査で、半月板、靭帯、骨の炎症、水の溜ま

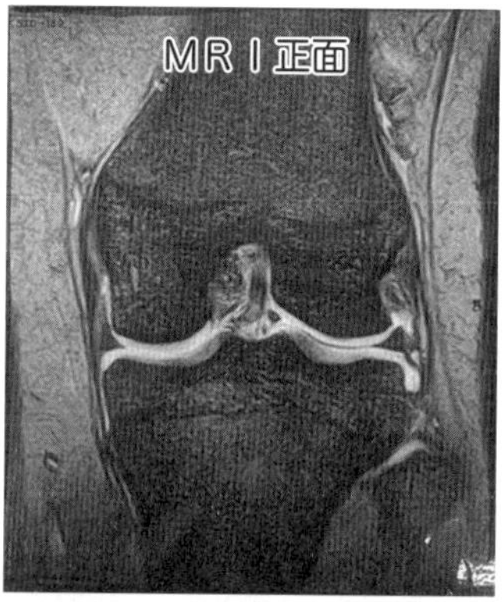

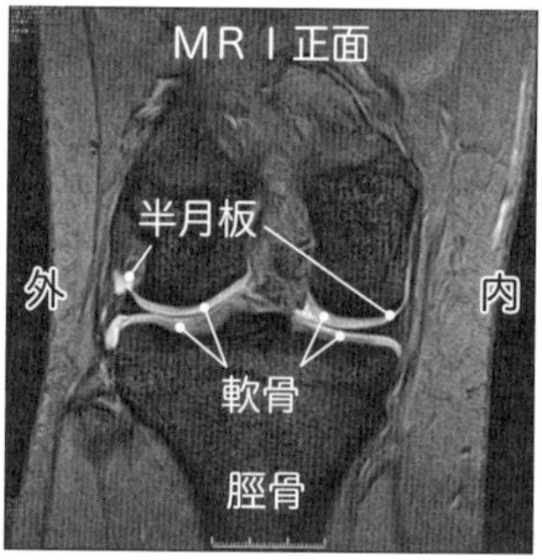

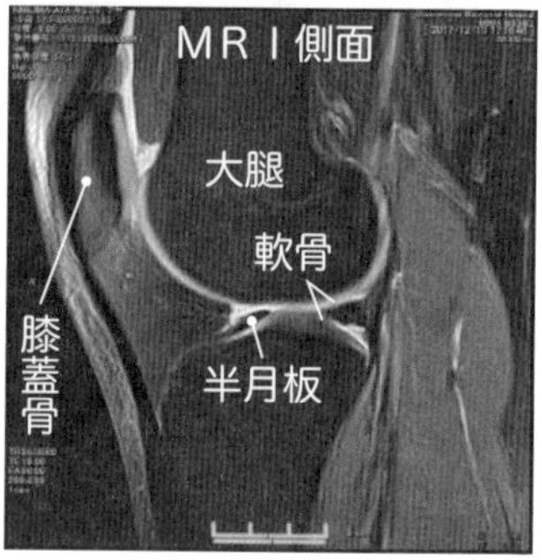

りを調べることができます。小さなトンネルの中に入り、30 分ほど継続的に撮影を行います。閉所恐怖症の人やペースメーカーの人、脳やお腹の手術クリップ、ホチキス、骨折手術プレートやネジ、ワイヤーなどのチタン以外の金属が入っている人は検査できません。最近の腰の固定手術や人工関節手術で使われる金属はチタンなので問題なくＭＲＩも実施できます。

・関節鏡《かんせつきょう》

　関節鏡とは細い管の先にレンズとライトがついたもので、これで関節内を診ながら治療することができます。

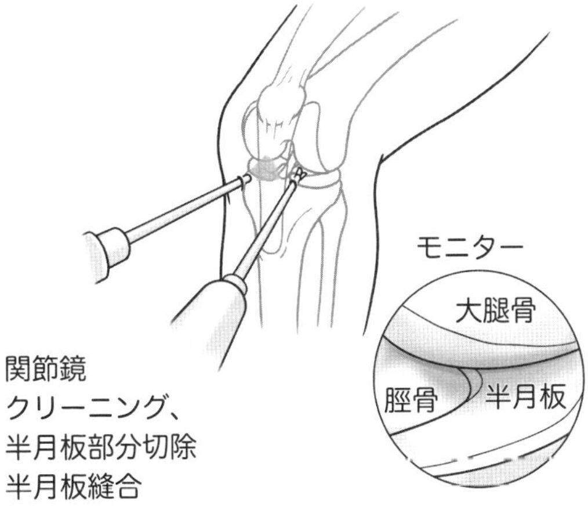

ひざを切開するため数日の入院と麻酔が必要となります。関節鏡での治療はひざ専門の整形外科医しかできません。

・ストレスレントゲン

力を加えて曲げたり引っ張ったりしてズレや緩み、異常な動きを撮ります。ぐらつき、不安定性、靭帯断裂、人工関節の緩み、骨折の際の偽《ぎ》関節《かんせつ》(骨がついていない)の証明。

・造影《ぞうえい》レントゲン

造影剤を注射して関節の中の状況、軟骨の有無を見る検査です。ＭＲＩの普及により現在では過去の検査となりました。ＭＲＩで撮影できないペースメーカーを装着した患者さんの半月板断裂を調べるには、造影レントゲンか関節鏡になります。

3 治療方針はどうやって決めるのか(標準治療)

手術件数が多い病院だと、何でも手術になってしまうのでは、と恐れている方が多いようですがそんなことはありません。まずはＭＲＩなどの検査を行い徹底的に調べ分析します。その結果によりステージ分類、重症度、進行度、程度が決まります。ステージが決まると自ずと程度に応じた治療法が決まります。これは全国どこでも共通の基準であり、標準治療といいます。重症度を基に、症状と年齢、合併症と希望を聞いて最終的に治療方針を決めます。最も重症の人に行う人工膝関節置換術の手術適応は、がんやコロナに当てはめると、ステージ３～４に限られます。

・**手術適応の条件**

①検査で重度の異常があること
②保存療法で治らないこと
③手術で治る可能性が高いこと
④手術に耐えられる体力があること
⑤手術に支障のある重大な持病がないこと
⑥手術を理解し希望していること
⑦手術後の注意点を理解し守れること
⑧リハビリを頑張る気力やモチベーションがあること
⑨家族が賛成していること
⑩ 90 歳未満であること

⑪手術前の検査（採血、胸部レントゲン、心電図、
呼吸機能検査）で異常がないこと

以上が絶対的に必要な条件となります。これは手術を引き受けるかどうかの基準であり、手術を希望するかどうかは患者さんの判断に任せます。治療の強制は一切ありません。

・手術を希望しないときは１年ごとフォロー

手術が必要と判断してもご本人が手術を希望しない場合は薬を出し、保存療法を行い、年１回検査をして悪化の有無を確認します。途中で痛みが悪化したり異変があったりすれば、受診してもらい再度相談します。

・手術の最終決定は患者さん（強制することはない）

手術をするかしないかは、患者さんが自分で決めることです。私は多くの手術を行っていますが、常に心掛けている方針があります。

①標準治療をする
②医者としての常識を守る
③不必要な手術をしない
④希望する人だけ手術をする

⑤家族が賛成している人だけ手術する

⑥一か八かの手術はしない

⑦高齢でも心臓などに問題がなければ引き受ける

⑧手術ができない重度の合併症がないこと

⑨指示に従えない人は引き受けない（我儘・自己中・自己判断・自己主張の強い人は失敗のもと）

これを逸脱して、手術することは決してありません。

第２部
保存療法にはどんなものがあるのか？

1 最初は保存療法

初期から中等症では基本的に手術をしない保存療法を行います。重症でも症状が軽い場合は保存療法を行います。発症から徐々に悪化し、手術に至るまで 20 ～ 30 年掛かることもあります。初期の段階で適切な対処と予防をすれば、ある程度進行を食い止めることも可能です。

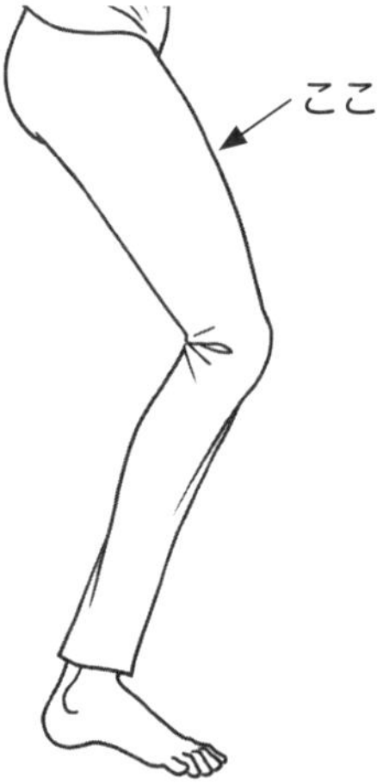

ハーフスクワット
少し曲げて１分以上
大腿の前が
プルプルするまで止める

（1）運動療法

運動療法は保存療法の一つであり、痛みを和らげるエビデンス（科学的根拠）が認められています。主に筋力トレーニング、ストレッチ、水中ウォーキングを行います。筋力トレーニングでは特に大腿四頭筋を鍛えます。これにより、ぐらつきや滑り（ズレ）が軽減し、痛みが和らぎ、症状の進行が緩やかになります。ストレッチでは、入浴後など温まった状態でひざをマッサージし、押して伸ばしたり、スネや足首を手で引っ張って曲げたりしながら、曲がりや伸びをキープします。可動域が狭くなると、動作の限界まで行くと痛みが出るため、その限界の領域を広げるのが目的です。水中ウォーキングは体重がかからずひざを動かすことができ、浮力と水圧で痛みを感じにくく、また筋力トレーニングも同時に行えるメリットがあります。また水中では痛みも少ないため、より強度の強い運動が長時間できるという効果があります。

(2) 温熱療法

温泉やお風呂、こたつ、使い捨てカイロなどでひざを温める治療です。温めることで神経の閾値が下がり痛みを感じにくくなります。また血流が良くなることで炎症が治まります。

(3) 装具療法

保存療法の一つです。O脚を補正する外側が厚くなった、靴の中敷きである足底板やひざのサポーター（支柱があったり、バンドで締めたり、グラつきを補強するような装具）や杖などがあります。

(4) 物理療法

痛みを和らげたり、動かしやすくすることを目的に、遠赤外線や、機械で温めたり（ホットパック）、レーザーを照射したり、低周波治療を行ったりします。また、大腿四頭筋を鍛えるマシンを使用することもあります。

(5) ①薬物療法：飲み薬
(痛み止め〈NSAID〉・オピオイド〈麻薬〉)

痛み止め（NSAID エヌセイド）を服用しますが、胃を荒らしやすいので胃薬を併用します。腎臓に負担が掛かるため、水分を多く取る必要があります。腎機能障害のある人はNSAIDは使用できません。また、トラムセットなど麻薬系オピオイド製剤（強い痛み止め・吐き気、便秘が出ることあり）を追加することがあります。オピオイドは腎臓が悪い方の痛み止めとしてはファーストチョイスになります。

②薬物療法：貼り薬（湿布・テープ）
塗り薬（軟膏・クリーム・ゲル）

患部に直接貼る貼付剤には、冷湿布、温湿布、テープ剤などがあります。冷湿布は痛み止め成分が皮膚から吸収され患部に浸透します。温湿布は基本的に吸収される薬は入っていません。実際には温かくならず、辛子などの成分で皮膚炎を起こさせているためかぶれやすいのが難点です。テープ剤は最もよく使われるもので、剥がれにくく入浴もでき、皮膚から痛み止めが吸収され直接痛みを抑えます。貼ったときにピリピリするのが苦手という人もいます。湿布やテープは紫外線でシミになることがあるので日光に当たるときは注意が必要です。

③薬物療法：患部に貼らない痛み止めテープ

痛いところに貼らず胸や腹に貼るテープで、①NSAIDと②弱オピオイド（ノルスパン）と③強オピオイド（フェントス・麻薬）があります。NSAIDのものだと、飲み薬と効果は同じですが胃を通しません。麻薬は麻薬処方医に限ります。強・弱のオピオイドの副作用は、便秘と嘔気です。

④薬物療法：ヒアルロン酸注射〈保険適用〉

保存療法の主役がヒアルロン酸注射です。関節内に軟骨の栄養成分であるヌルヌルしたヒアルロン酸を注入します。関節内の空間に注入するので大きな痛みもありません。1回の注射であまり実感がなくとも、何回か続ければ効果が実感できるようになります。週1回、5回の注射を行うのが標準的な治療です。機械に油をさすのと同じで、ゴリゴリを抑えることにより痛みを軽減させます。

　また、より分子の大きさが小さいヒアルロン酸注射（サイビスク）は、免疫がつきやすく、何回か注射すると腫れや痛みが出やすくなります。しかし、週１回、全３回注射すると約半年間も効果が持続します。

　関節に水が溜まっているときは水を抜いてからヒアルロン酸を注入します。膝関節は皮下がほとんどないため極めて感染しやすいです。注射部位を徹底的に消毒し、注射後は絆創膏で刺入部をきちんと覆い、水に濡らさないようにします。

　また、保険適用の治療ではステロイド注射もありますが、免疫抑制剤なので感染しやすいという弊害もあり、今はほとんど使われなくなりました。腫れなどの炎症を抑えるために１〜２回だけ注射することが稀にあります。

⑤薬物療法：ＰＲＰ注射（多血小板血漿）〈保険適用外〉

　薬物療法でもなく手術でもない第三の治療といわれている治療法です。

　ＰＲＰ注射は採取した本人の血液を遠心分離機に掛け、血小板と抗炎症成分を関節内に注射します。炎症を鎮め、痛みを軽減させるのが目的ですが、あくまでも根治療法ではなく、また効果も人それぞれで効かない人もいます。自由診療のため治療費も１回の注射でおよそ20万程度と高額で、数カ月ごとに注射しても効果が一生持続するものではありません。手術以外の治療を希望する人、高齢や合併症で手術ができない人、金銭的に余裕のある人が対象です。

しかし、何回も注射したものの、結局人工関節の手術が必要になったケースも少なくありません。さらに保険外治療なので、感染などの合併症が出た場合、その後の治療は保険が適用されないため、とんでもない高額な費用が掛かることも理解しておく必要があります。

❷ ４大保存療法
（ヒアルロン酸注射・足底板・筋トレ・減量）

保存療法の主役は

①ヒアルロン酸注射

②足底板

③大腿四頭筋訓練

④減量

です。この４つを徹底的にやることでひざの痛みが軽減したり進行が食い止められたりします。

保存療法はいずれの治療法も、根本的に治るわけではなく、痛みや炎症を取り、進行を遅らせるのが目的です。一定期間、痛みを軽減するための治療であることを理解したうえで治療を受けてください。

将来はｉＰＳ細胞など再生医療による治療で半月板を再生したり軟骨を再生したりできるようになるのかもしれません。実用化される日を心待ちにしながら、今ある治療法で最善のケアを行うことが私たち医師の使命です。

第3部
手術療法にはどんなものがあるのか？

1 手術方法は進行度に応じて変わる（標準治療）

軟骨のすり減りは徐々に進行し、悪くなるほど加速度的に悪化します。そして残念ながら好転することはありません。保存療法を行っても痛みが引かないときは手術を検討しますが、手術方法は進行度に応じて変わります。変形性膝関節症の手術としては主に４つの方法があります。

①関節鏡手術（クリーニング手術）〈初期〉

②高《こう》位《い》脛骨《けいこつ》骨切り術（ＨＴＯ）〈中期／65歳以下〉

③単《たん》顆《か》型《がた》人工膝関節置換術（ＵＫＡ）〈中期／65歳以上〉

④人工膝関節置換術（ＴＫＡ）〈末期／50歳以上〉

①関節鏡手術（クリーニング手術）〈初期〉

軟骨が50％程度残っている初期の段階で、遊離した軟骨、増殖した滑膜や骨棘を関節鏡で取り除く手術で、関節内をクリーニング（掃除）するイメージです。基本的には腰椎麻酔（下半身の部分麻酔）で手術時間も30分程度と短く、入院も数日で済みます。傷はほとんど目立たず、術後すぐ歩くことができます。変形性膝関節症の初期には正座やスポーツができるようになるなど一定の効果が期待できますが、軟骨は再生できないため、炎症を遅らせ、痛みを軽減させることが主な目的となります。関節の中を映し出し、写真を撮ります。診断、状況把握には最適です。

■ひざのレントゲン（正常〜末期）

正常	初期

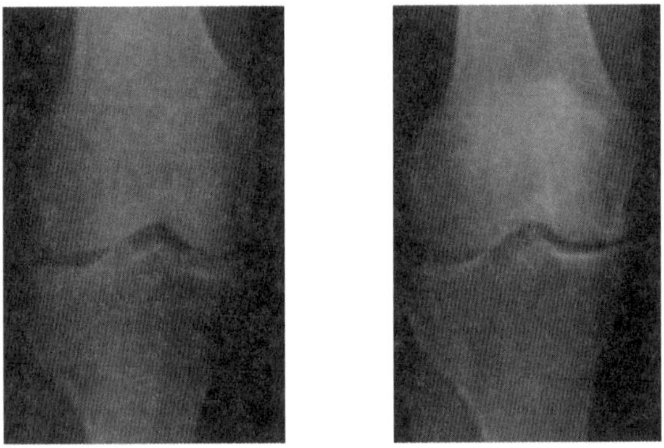

■変形性膝関節症の重症度と治療法（標準治療）

初期	中期(若年)
関節鏡手術	高位脛骨骨切り術(ＨＴＯ)
① 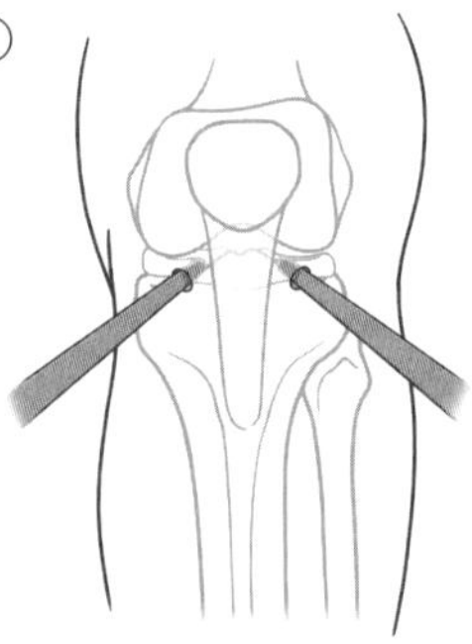	② 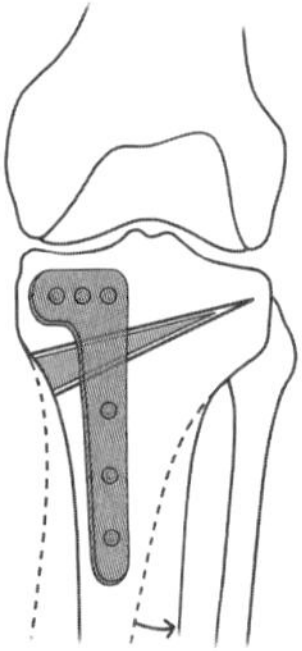

中期　末期

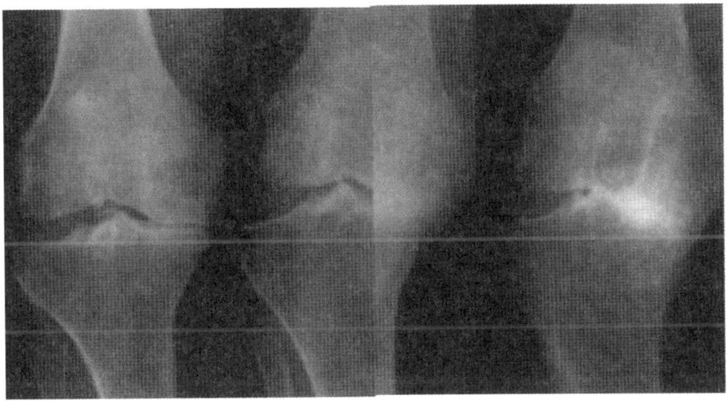

中期(高齢)	末期
単顆型人工膝関節置換術(ＵＫＡ)	人工膝関節置換術ＴＫＡ
③ 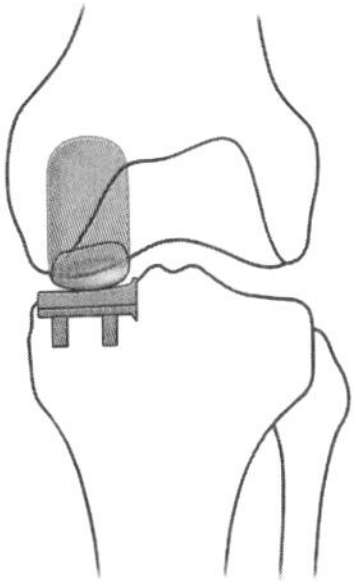 部分人工関節	④ 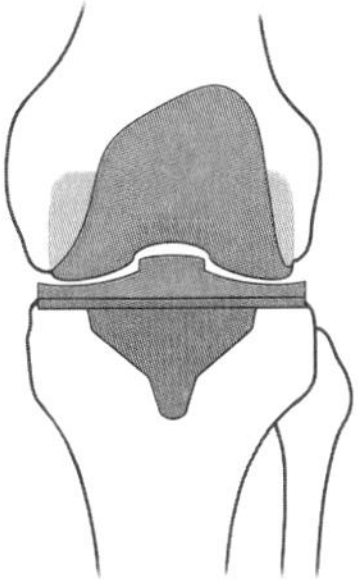 全人工関節

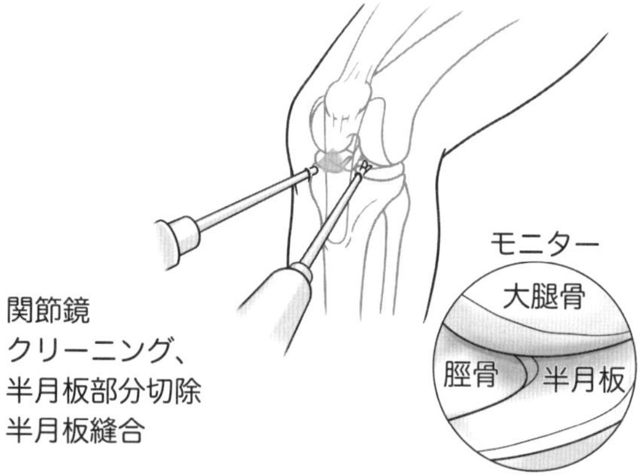

②高《こう》位《い》脛骨《けいこつ》骨切り術（ＨＴＯ）〈中期／65 歳以下〉

軟骨のすり減りが中等度（軟骨が数 mm 残っている、軟骨の残りが 10％程度まで）でひざの内側の状態は悪いが、外側や靭帯は正常で比較的若く活動的でＯ脚の場合は、Ｏ脚変形を矯正する手術を行います。変形性膝関節症だけでなく、大腿骨内顆骨壊死、内顆軟骨欠損、内顆離断性骨軟骨炎でも同様です。正常な軟骨が残っている外側に体重が掛かるよう、変形した箇所を矯正します。術後はさほど痛くありませんが､２～４週間入院し、１カ月程歩行時に松葉杖が必要になります。最終的には生活上の制限もなく、正座やスポーツもできるようになります。

［ＨＴＯ症例］

術前

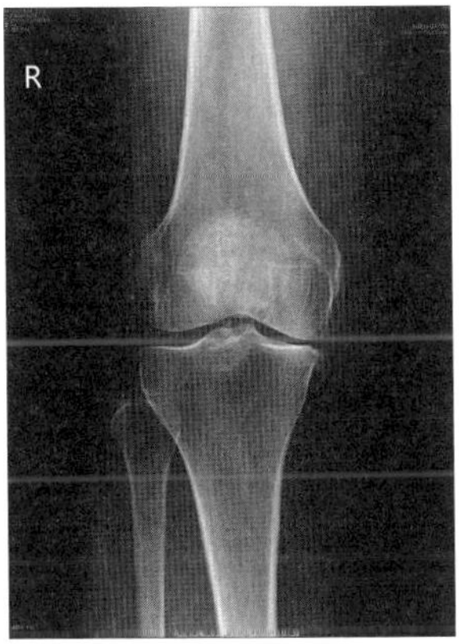

術後

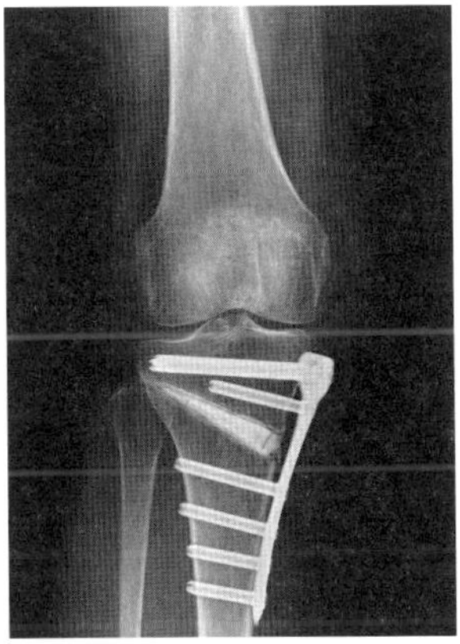

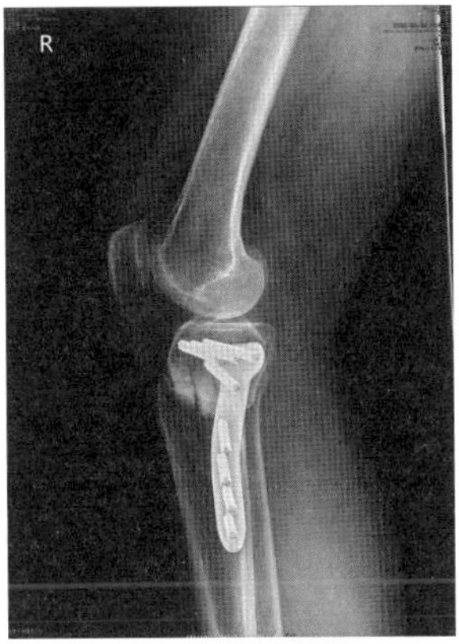

③単《たん》顆《か》型《がた》人工膝関節置換術（UKA）〈中期／65歳以上〉

軟骨のすり減りが中等度（軟骨が数 mm 残っている、軟骨の残りが 10％程度まで）でひざの内側が悪く、外側や靭帯は正常だが 65 歳以上で活動量も多くない人を対象とした手術で内側のみを人工関節に置き換えます。また、O脚の矯正はできません。骨粗しょう症ではシンキング（沈み込み）を生じることがあります。変形性ひざ関節症だけでなく、大腿骨内顆骨壊死、内顆軟骨欠損、内顆離断性骨軟骨炎でも同様です。術後の痛みは軽度で、2 週間ほど入院します。回復すれば正座ができるようになる人も多くいますが、激しい運動やひざに負担の掛かる作業は NG です。術直後のリハ開始時や転倒で内顆骨折を生じることがあります。外側の軟骨がすり減る、部分関節が緩む、人工軟骨がすり減るなどの不具合が認められると人工関節に再置換します。

[UKA症例]

術前

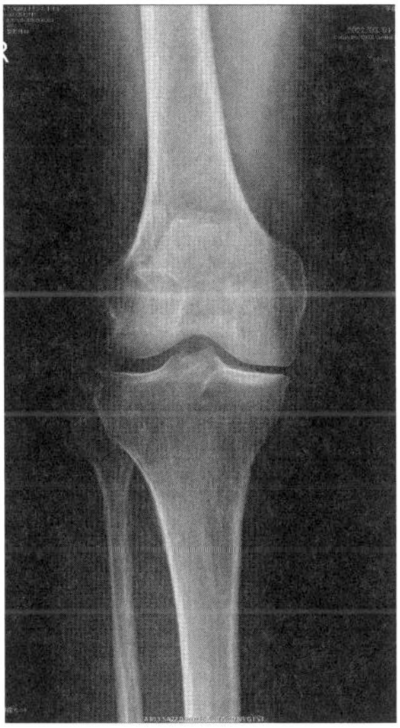

術後

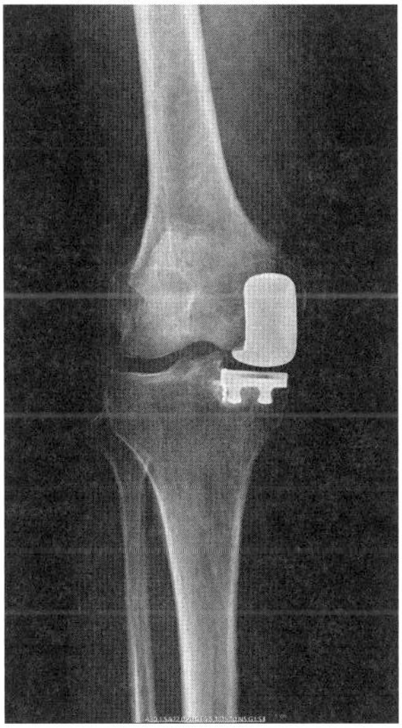

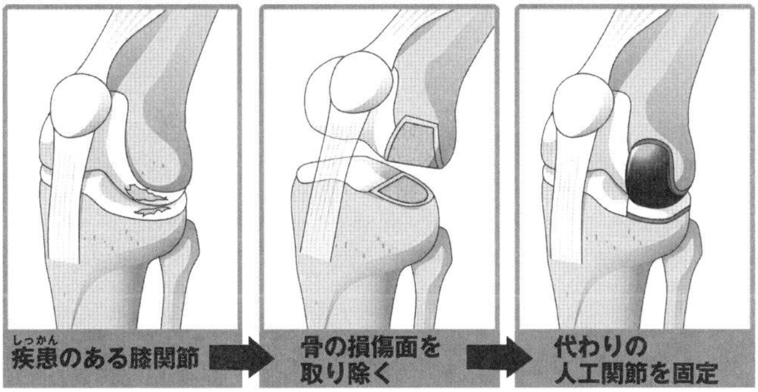

④人工膝関節置換術（ＴＫＡ）〈末期／ 50 歳以上〉

軟骨がない、軟骨だけでなく骨まで削れているなどの重症例は年齢に関係なく、人工膝関節置換術を行います。傷んで変形したひざ関節を削り、人工関節に置き換えます。60 歳以上とされてきましたが、素材の向上で耐用年数が格段に延びており、骨欠損や変形がひどい場合や痛みが激しい場合は 60 歳未満でも行います。入院期間は２週間が目標で①歩ける（杖があっても OK）②痛みが軽い　③屈伸が十分できる　④階段昇降ができる　⑤感染がないこと。以上が退院の条件です。回復すれば通常は自転車に乗ることができます。正座ができないので、椅子での生活になりますが、ゴルフや農作業はできます。激しい運動、重労働は、人工軟骨のすり減りの原因となります。

［ＴＫＡ症例］

右　　左

術前

術後

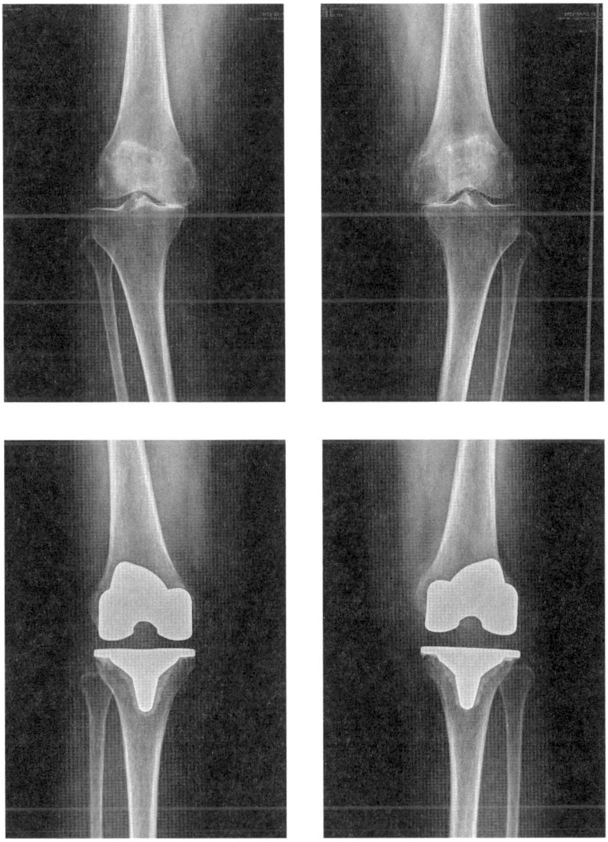

術前

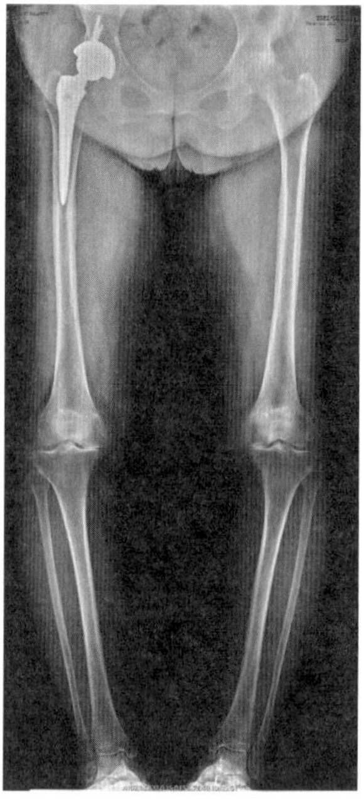

術後

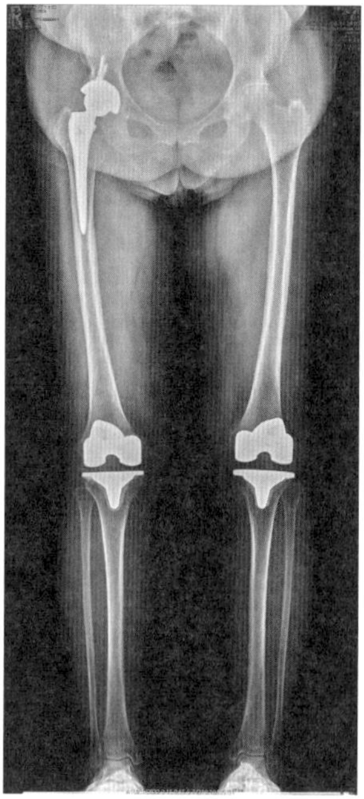

・若年の外傷性軟骨欠損症では再生医療を行うことがある

外傷性軟骨欠損症や離断性骨軟骨炎の場合、自分の軟骨組織を採取し培養して損傷部分に貼る自家培養軟骨移植術（再生医療）を行う場合があります。手術は①関節鏡下で軟骨組織を採取する手術 ②培養した軟骨を移植する手術の２回に分けて行います。術後は４週間ほど松葉杖を使って生活するため、２～４週間程度の入院が必要です。患者さん自身の軟骨組織を培養するため拒絶反応が起きにくい点も特長で、回復後は正座できるようになる人が多く、スポーツも楽しめるようになります。ただし、変形性膝関節症の人は保険が適用されないため、自家培養軟骨移植術はできません。

2 手術療法の実際

①－１ 関節鏡手術（クリーニング手術）

ひざを大きく切開せず、ひざのお皿の下、左右に1cmほどの穴を開け、２本のスティックを挿入して行う手術です。先端にCCDカメラ・ライトがついたスティックを外側の穴から挿入し、水で膨らませながら関節内をモニターに映し出します。内側の穴からはパンチ（ハサミ）やシェーバーを挿入し、病巣を切除・吸引します。腰の手術歴がある人は全身麻酔で行いますが、一般的には腰椎麻酔（部分麻酔）で、手術中にモニターを見ながら説明を聞くことができます。傷が小さく、身体的な負担も少ないのが特長です。

①－２ 関節鏡下半月板部分切除術

　損傷した部分を関節鏡で最小限に除去する手術です。手術は基本的に腰椎麻酔（部分麻酔）で行い、３日程度の入院が必要です。傷が治るまでは感染注意。１週間で

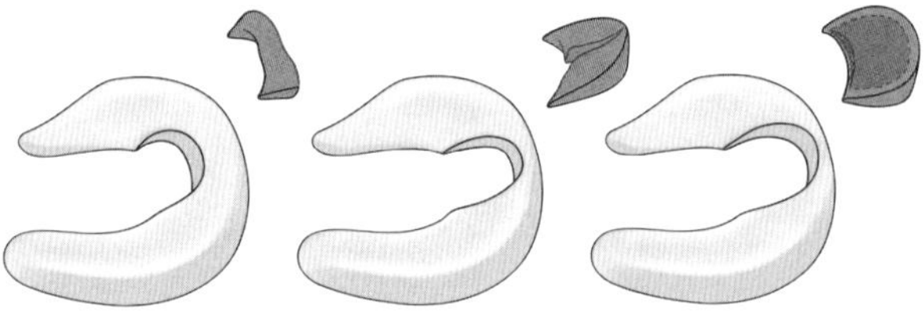

半月板部分切除術
（関節鏡下）

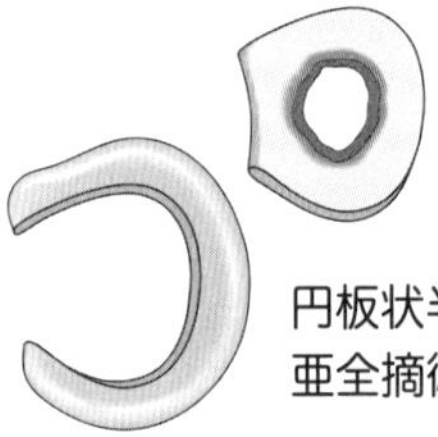

円板状半月板断裂形成的
亜全摘術(関節鏡下)

抜糸し、翌日からシャワー許可です。また手術後は水や血が溜まったり、腫れたりすることもあり、炎症が治まるまで安静にすることが望ましいです。

ひざにとっては、正常な半月板があることが理想ですが、半月板が切れたまま放置すると靴の中に石の破片が入ったような状態になり、軟骨を損傷し、ひざが壊れる原因となります。関節鏡手術ならば身体的な負担も少なくて済むので、早めにケアすることを勧めます。老化現象で、半月板が変性しズタズタに、バサバサになることも多いです。

①－3 関節鏡下半月板縫合術

断裂した半月板を関節鏡で縫合する手術です。半月板は関節包（関節を包んでいる袋状の膜）に接する部分が断裂した場合、血流が多いために縫合してもつきやすく、そこから離れるほどつきにくくなります。血流が乏しい箇所を縫合する場合は血液を採血し、10分ほどかき混ぜて固形化させ（この凝血塊《ぎょうけつかい》を血液クロットと言います）、断裂部に挟みこむことで血管の新生を促し、癒合率を高めます。前方の小さな穴から器具を差し込み、前方だけで縫合するオールインサイド、前方から後方に針を貫通させて縫合するインサイドアウトという２つの方法があります。後方に大切な神経と血管が、外後方には腓骨神経が、内側には靭帯があるので、特にインサイドアウトでは注意を要します。

手術は基本的に腰椎麻酔で行い、歩後能力によりますが、３～14日程度の入院が必要です。また、術後は１カ月程度松葉杖を使用します。縫合した場合でも結果的に治癒しなかった場合は再び関節鏡で切除術を行うこともあります。

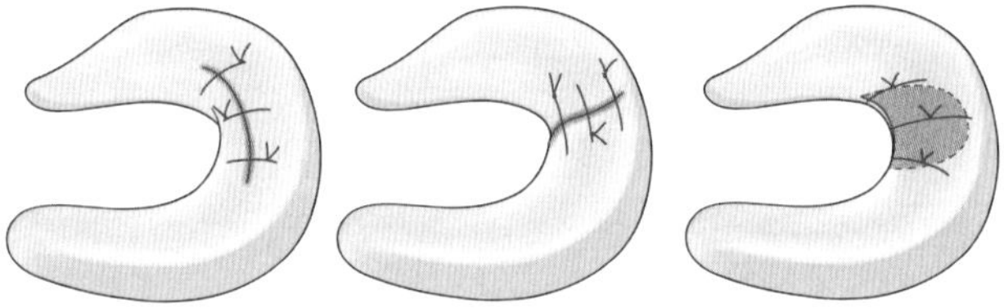

半月板縫合術（関節鏡下）

①－4 関節鏡下ドリリング

変形性膝関節症で軟骨がすり減っている場合や、骨壊死、離断性骨軟骨炎では、関節鏡で患部にドリルでいくつか穴を掘り、出血させ、再生を促す治療を行うことがあります。痛みを緩和させたり軟骨を再生させたりする効果は小さいため、人工関節など大きな手術の前に試みることがある、消極的な治療で、ほとんど行われません。

①－5 関節鏡下滑膜《かつまく》切除術

増殖した滑膜が関節を溶かす自己免疫疾患の関節リウマチ（ＲＡ）や変形性関節症（ＯＡ）などで炎症が強く、繰り返し水が溜まったり、いつまでも腫れていたりする場合に行う手術です。関節液を作る滑膜が炎症で増殖するとひざが腫れ水が溜まり痛くなり、リウマチでは軟骨や軟骨の下の骨が溶けてしまいます。異常増殖した滑膜を関節鏡で見ながら、シェーバーで関節の袋の内側の滑膜を吸引しながら削り取ります。滑膜を切除すると症状は一時的に改善しますが､残念ながらいずれ再発します。

炎症を抑える手術であって、軟骨や骨がない重症例には効果はありません。

①－6 関節鏡下前十字靭帯（ACL）再建術

前十字靭帯断裂はスポーツによるけが、転落、交通事故などにより生じます。ひざが異常な形に一瞬曲がり、内側靭帯や半月板と同時に断裂する場合と、過伸展（まっすぐな状態以上に伸びること）による単独断裂の場合があります。断裂した場合は激痛で立つことも動くこともできず、ひざに血が溜まって腫れ、じっとしていても強烈に痛みます。関節血腫や腫れが治まると数週間で痛みは軽減しますが不安定感が残ります。

再建術は患者さん自身の腱を移植する手術で、膝蓋腱（BTB）か半腱様筋腱のどちらかで再建します。当院でも採用している膝蓋腱移植はアスリートの手術でも行われており、強固に靭帯を再建できます。幅３cm の膝蓋腱は膝蓋骨（皿）と脛骨粗面の間にあり、手術では上下の骨とともに中央 1cm を採取します。脛骨前面から脛骨上面（関節の下面）の中央前方に貫通するトンネルを作り、さらに大腿骨前十字靭帯付着部から大腿骨の外側に向けてトンネルを開け、移植腱を通し上下の骨孔に移植腱の両端の骨を挿入し、その間の腱が前十字靭帯と同様に関節内を走行します。上下をピンと引っ張って金具で固定し、いずれ上下の骨がつくと完全に固定され、正

前十字靭帯再建術

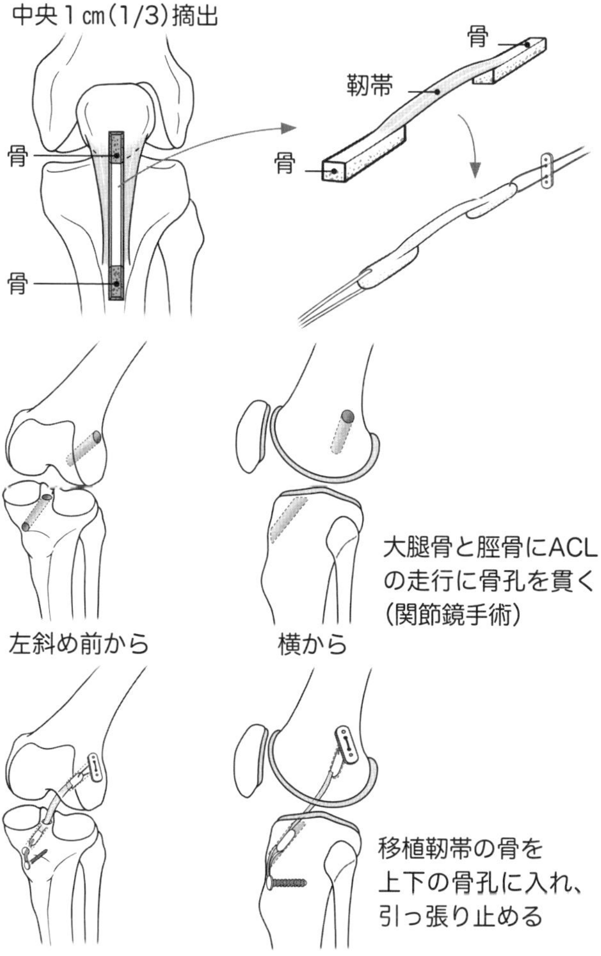
中央１㎝(1/3)摘出
骨
靭帯
骨
骨
骨
大腿骨と脛骨にACL
の走行に骨孔を貫く
(関節鏡手術)
左斜め前から
横から
移植靭帯の骨を
上下の骨孔に入れ、
引っ張り止める

常の ACL と同じ形状になります。移植腱は靭帯と同じように大腿骨と脛骨を結び、脛骨が前方にズレたり、内側に回旋するのを防ぎます。2 カ月ほどで骨がつくと緩むこともありません。半年後、徐々にスポーツに復帰します。

半腱様筋腱を使用した再建法は大腿骨と脛骨にそれぞれ2つの穴を開け、ひも状の腱を通して上下で固定する方法で、より正常の靭帯の走行に近い再建方法です。ただし、固定は骨と骨がつくわけではなく、多少の緩みが出たり、骨孔が広がったりする可能性があり、時間も掛かり強固ではありません。

どちらの方法でもしばらくは硬性装具をつけ、完全に伸びないように制限します。正常よりも多少のあそびが残るため、変形性関節症にいずれはなります。放置すると膝折れが残り、より早期に変形性関節症になります。

①－7 関節鏡下遊離体《ゆうりたい》摘出術（関節ネズミ除去術）

なんらかの理由によって関節面から剥がれた軟骨片は、関節液で成長し徐々に大きくなります。軟骨片が関節内を移動して車止めの様に破片が挟まると動かなくなるだけでなく、無理に動かすと軟骨が凹んで傷ついたりします。関節の中をネズミのようにチョロチョロ動くので関節ネズミとも呼ばれます。この場合、関節鏡で破片を取り除きます。放置すれば大きくなるため、早めに摘出した方が賢明でしょう。

②高位脛骨骨切り術（ＨＴＯ）

Ｏ脚変形でひざの内側が削れ、痛い場合、ひざの下の骨を切って変形を矯正する手術です。外側に異常がなく靭帯に異常がないことが条件で、65歳くらいまでの若年であまり変形の進んでいない中等度の変形膝関節症、大腿骨内顆骨壊死、スポーツなどによる大腿骨内顆離断性骨軟骨炎、外傷性大腿骨内顆軟骨欠損症など、内側だけ悪い人が対象となります。

手術ではひざ下にある脛の骨を内側は関節面から3.5㎝下、外側は骨の出っ張り（腓骨頭）に向かって切り進み、外側は完全に切らず5mmほど残して切り、開いて少しＸ脚にし、楔状の人工骨をはめ込み、プレートで固定します。

つながっている状態の外側を支点に、術前の設計図の角度になるまで開いていき、レントゲンテレビで透視しながら、あらかじめ股関節の大腿骨中心に心電図用シー

〈高位脛骨骨切り術〉（O脚をX脚に）

①

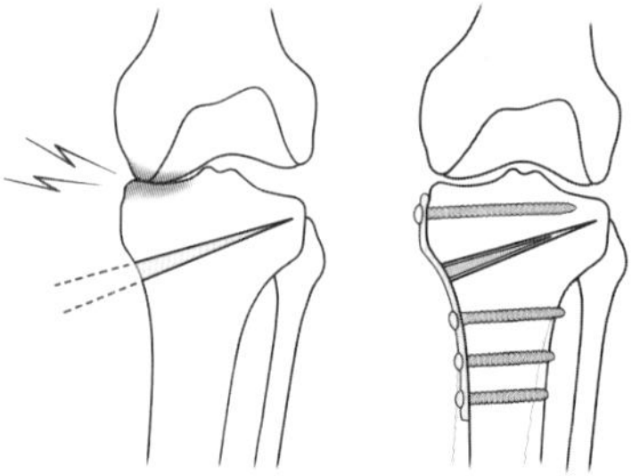

ＨＴＯ（OWHTO）
骨切りして、O脚をX脚にして固定し骨がつくのを待ち抜釘（ばってい）。
荷重線を内側から外側にし、外側で体重を支える。
外側が悪い人はダメ。
スポーツ、労働ができる、正座ができる。

②

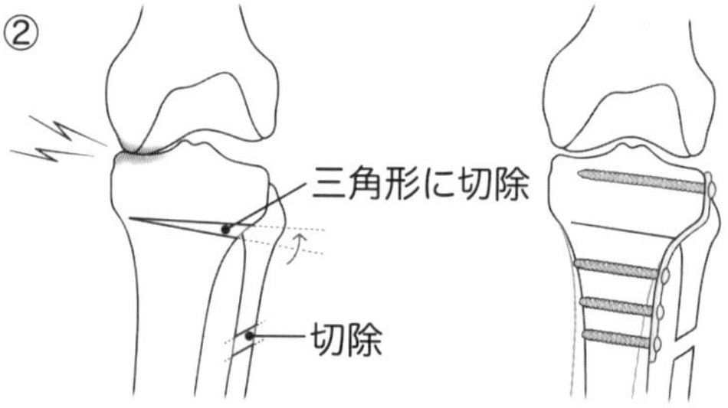

ＨＴＯ（CWHTO）
若年、重症のO脚、外側から骨切りして三角形に骨切除し、外を閉じて、X脚にする。
腓骨も切除しないと曲がらない。
皿が痛くなることあり。

ルを貼り、長いまっすぐな棒をシールに合わせ、下を足関節中央に合わせます。これが荷重線です。荷重線が確実にひざの中央より外を通るようになるまで骨切り部を開大していくことがこの手術の最大のポイントです。

手術により、ややＸ脚にすることで体重を痛くない外側で支えていくことになります。骨がつけばスポーツも労働も正座もこれまで通りできるようになります。自分の骨や関節を使うため曲がりはよく、違和感も少ないのが特徴です。

外側の軟骨が擦り切れるまでの数年から数十年は正常に近い生活ができ、全て自分の骨のため、強度が強く、転倒することがたとえあったとしても、手術した部位が壊れることはまずないので、やや高齢でもスポーツや労働をバリバリしたい人にお勧めです。

術後しばらく骨がつくまでは歩行の際は松葉杖を使用します。

術後１週間後からシャワーは可。ただし転倒や感染予防のため１カ月間は浴槽は不可です。

術後１日目から理学療法士とマンツーマンでリハビリを開始します。２週で10kg、３週で1/2、４週で全荷重です。歩行能力により、２～４週間で退院です。

骨がつくまでは通常２カ月ほど掛かり、人工骨は将来的に自らの骨に置き換わっていきます。ＣＴで骨のつきを確認し、１年後に手術でチタンプレートを抜きます（入院）。

もしも両ひざが悪い場合は両側同時の手術はできず、残る片方は改めて手術を検討することになります。しばらく反対側のひざで全体重を支えないといけなくなるので、手術しないひざの症状が悪化するリスクもあります。

ＨＴＯには内側を開くオープンウェッジ法（OWHTO）と、従来の外側から三角に骨を切り取り、閉じてプレートで留めるクローズドウェッジ法（CWHTO）があります。

従来はCWHTOしかありませんでしたが、現在はほとんどOWHTOです。しかし、ひどいO脚で手術が必要な場合はOWHTOを実施すると膝蓋骨が下がり過ぎてひざが動かなくなったり、力が弱くなったり、膝蓋大腿間に負担が掛かり、お皿に痛みを抱えてしまう可能性もあるため、そうした変形のひどい症例ではCWHTOが選択されます。外側を閉じるCWHTOでは矯正のために腓骨を部分切除しないといけなくなるのでその分患者さんの体の負担も大きくなってしまいます。

術前には設計図を作りますが、術中に確認すると、角度の変更など微調整が必要になります。内側を開くOWHTOでは任意に角度を開けるため、微調整や変更が骨を切ったり足したりすることなく一瞬でできる利点があります。

術後10年では約80%が痛みなく良好です。もしも悪化した場合は人工膝関節置換術ＴＫＡが必要になってきます。

③単顆型人工膝関節置換術（UKA）〈部分人工膝関節〉

内顆骨壊死や、中等度の変形性膝関節症が対象で、高齢でひざの内側だけが悪い人で外側や靭帯が正常の人に限ります。ひどいO脚やひどい骨粗しょう症は対象外で、日常的に激しい労働や運動をしない人が対象になります。また、肥満でなく、四つの靭帯で断裂がないことも条件となります。

虫歯の治療で悪い部分だけを削って埋めるのと同じように、手術ではひざ内側の上下を削って金属を骨セメントと呼ばれる接着剤で貼り、高分子ポリエチレン（プラスチック）の人工軟骨をはめ込み、内側だけ人工関節に置き換えていく手術法です。

O脚変形や荷重線の変更は矯正できません。

ＴＫＡに比べ手術による傷口は小さく、術後の痛みや腫れ、出血も少なく、術後は翌日から歩行訓練を開始し２週間程度で退院となります。リハビリも比較的楽で、順調に回復すれば正座できるようになる人もいます。

あくまで部分的な置換術で、術直後のリハビリや、転倒などによって骨折することがしばしばあります。

内側だけが悪い人にとってはこれまでの痛みを取るには効果は十分で、置換した部位が壊れない限り、軟骨が擦り切れてなくなるまで数十年もつといわれています。

稀に内側のスジに痛みが残ることがあり、激しい労働や運動をすれば長持ちしません。壊れたり、擦り切れたら、(全)人工膝関節置換術（ＴＫＡ）が必要になります。

靭帯、神経、血管損傷と感染には注意を要しますが、内側の痛みと骨折以外は生じたことはありません。もしも感染が出た場合は治りにくく何度も手術を受けざるを得なくなります。

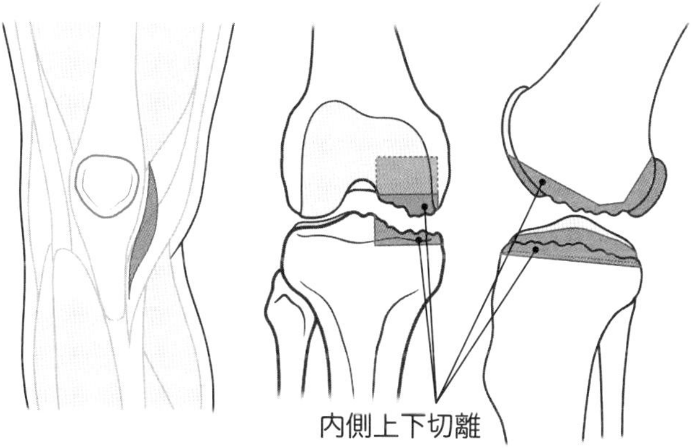
内側上下切離

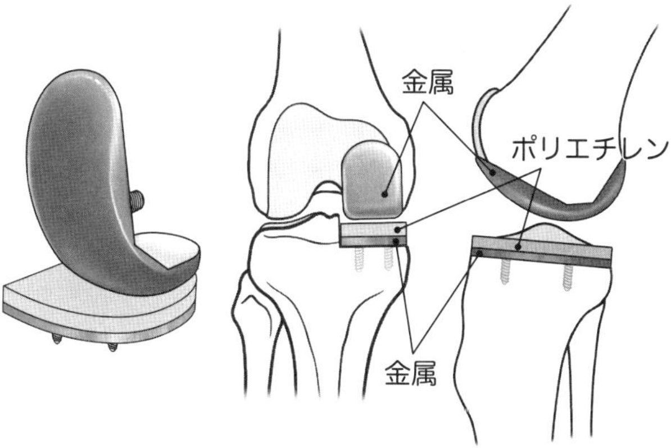
金属
ポリエチレン
金属

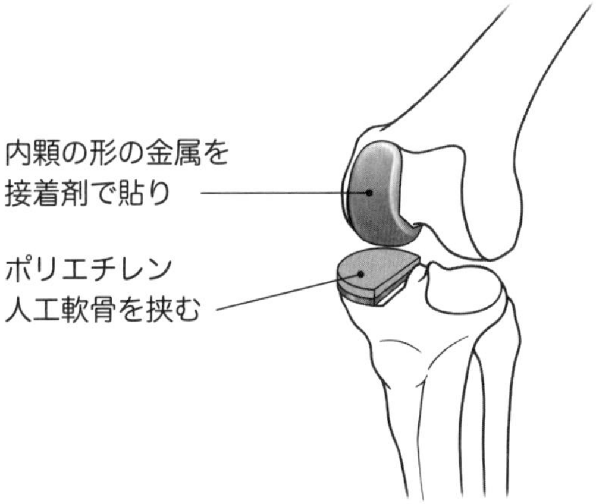

④（全）人工膝関節置換術（ＴＫＡ）

虫歯で悪い所を削り取って金属を被せるように変形性膝関節症や関節リウマチなどによって削れた関節面を切り取り、金属を被せて貼り、ポリエチレン人工軟骨を上下の金属の間に挟む手術です。露出してしまった骨を覆うので痛みはゼロになり、驚くほどひざの形はまっすぐできれいになります。

年齢にかかわらず最も重症の人が受ける手術で、全国で年間８万人が受けていると言われています。

術後、正座はできず、多少内側が痛いという人もいますが、手術の成績は安定しており、術後細菌感染が起きない限り生涯正常な日常生活を送れ、ゴルフなどもできるようになります。

・術前の設計図作成、立体下肢《かし》全長レントゲン、コンピューターシミュレーション

術前に、立った状態で股関節から足首まで入る立体下肢全長レントゲンを撮り、さらに股関節から足首までのＣＴ（コンピューター断層撮影）を撮り、ＣＴのデータをコンピューターに入力してＡＩ（人工知能）に仮想の手術をさせ、ベストの結果が予想される設計図を作らせます。ＣＴは寝転んで撮影するため、Ｏ脚変形などが立って撮影する写真に比べて軽減する傾向があります。立位レントゲンの設計図を優先し、双方で違いが出たときは、解釈して修正を施していく必要があります。

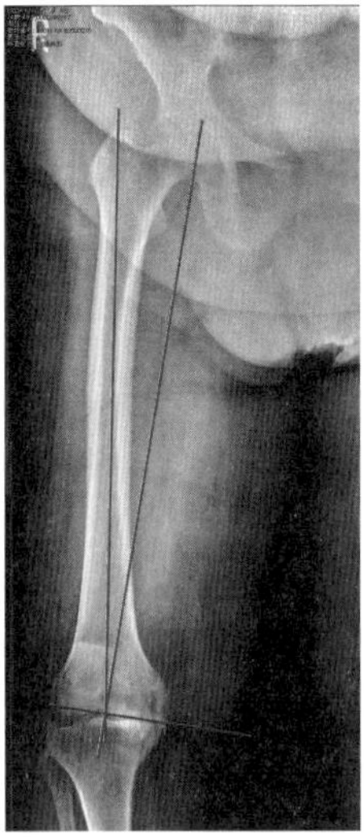

レントゲンによる作図
大腿骨遠位正面骨切り

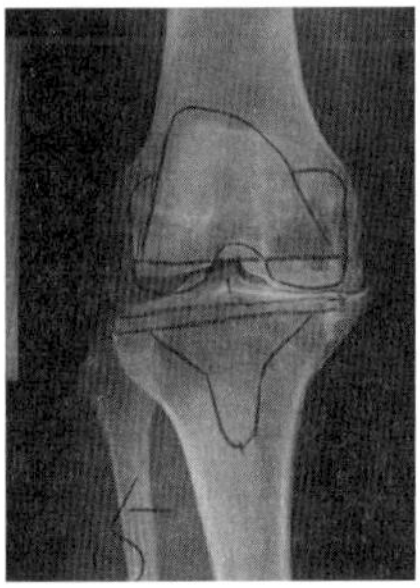

レントゲンによる作図
人工関節設計図正面

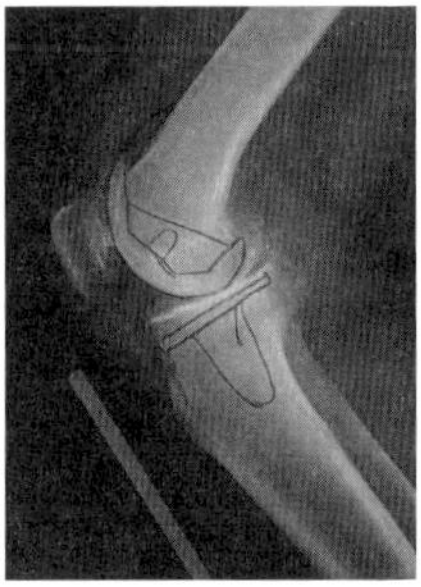

レントゲンによる作図
人工関節設計図側面

コンピュータによる作図

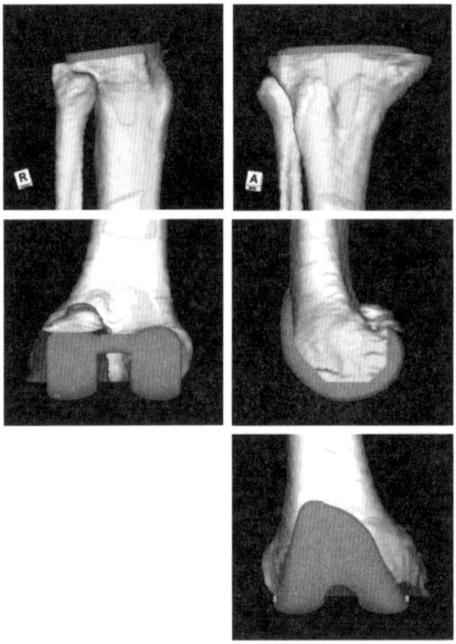

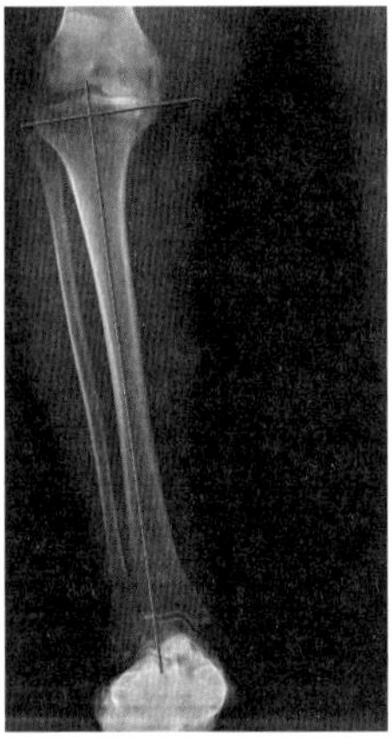

レントゲンによる作図
脛骨近位正面骨切り

・設計図どおり正確に切ればひざはまっすぐになる

手術では、ひざの前面を縦に 10 ～ 15cm 切開し、お皿（膝蓋骨）の内側を切開し、お皿をひっくり返して手術を進めていきます。

お皿をひっくり返して曲げると大腿骨の下端と脛骨の上端が露出します。リンゴの腐った部分を切り取るように、変形した骨を切り取っていきます。

脛骨を垂直にして上面を水平に切り取り、股関節の骨頭中心から大腿骨下端（ひざ）中央に引いた線に対し、水平に大腿骨の遠位（下端）の骨を切り取ります。すると荷重線はひざ中央を自ずと通り、設計図どおりに切ればひざは必ずまっすぐになるのです。設計図どおりに切れるかどうかは執刀医の腕と経験に掛かっていますが、熟練者にとっては当然のことです。

・骨切りが正確なだけでは良い結果は出ない

～ギャップテクニックが肝心～

実際には、骨切りがうまくて正確なだけでは不十分で、ここからが肝心です。この段階で、テンサーと呼ばれるきつさを測る道具を使って、曲げた状態と、伸ばした状態で内外のきつさを測ります。全てのきつさが均一であれば術後の曲げ伸ばしは突っ張りもなく、痛みも軽く、さほど頑張らなくてもさっとできるようになるのです。

きつさをすべて均一にもっていく微調整こそが腕の見せ所で、執刀医の技術と経験の差が出るポイントです。

こうした靭帯バランスを均一にするテクニックをギャップテクニックといいます。車のタイヤのバランス調整のように、慎重で入念な調節を進めることが、完璧な結果につながります。

見えないところを大切にすることで、同じような術後のレントゲンであっても大きな差が出てくるのです。

・調整が終われば今度は膝蓋骨

ＴＫＡでは膝蓋骨を置換する場合としない場合があります。膝蓋骨の軟骨がすり減っていない場合には置換しない症例も過去にはありましたが、金属と接しているうちに軟骨がすり減っていって、屈伸の際に痛みが出ることがあり、以来、膝蓋骨はすべて置換するようにしています。膝蓋骨の軟骨面を切り取ったら準備はすべて完了です。

・ジェット洗浄、骨セメント、人工関節設置

準備が整ったら止血をして、関節内を数種類の消毒液で順番に浸し入念に消毒して感染を抑えたうえで、骨の破片をすべて洗い流す目的でイソジン入りの生理食塩水で関節内を徹底的にジェット洗浄します。二重に着用した滅菌手袋の表を新品に変え、骨セメントの接着剤を並行して準備し、切った骨の表面に塗り、骨に圧着させて染み込ませ、正常なひざの形をした金属（人工関節）を大腿骨、脛骨とも正面を合わせて貼り、上下の金属の間に高分子ポリエチレンというすり減りにくい強化プラスチックを挟みます。さらにひざを伸ばし、はみ出た骨セメントを除去し、膝蓋骨にポリエチレンの人工軟骨を貼れば人工関節の設置は完了です。

骨セメントを骨に染み込ませていくテクニックがたいへん重要で、ここで失敗すると早期に接着が緩んで再手術になってしまいます。

接着剤が固まるのを待ちながら止血します。さらに再び複数の消毒薬を浸して殺菌し、はみ出た接着剤があれば除去し、イソジン入りの生理食塩水で再度、徹底的にジェット洗浄して洗い流します。最後にもう一度止血できているか確認し、縫合して傷を閉じ、止血剤と抗生剤を関節内に注入します。これで手術は終了です。

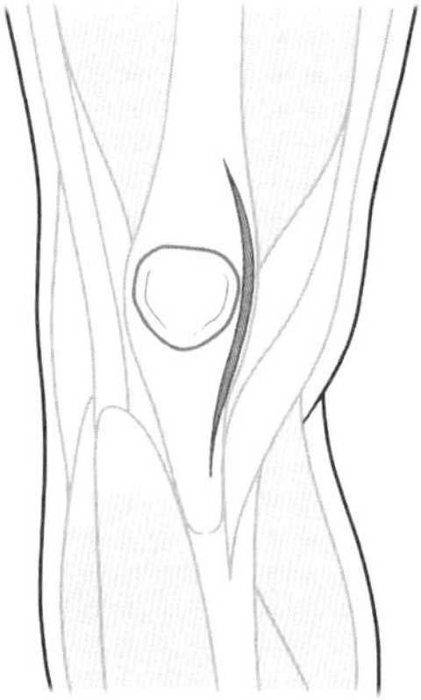

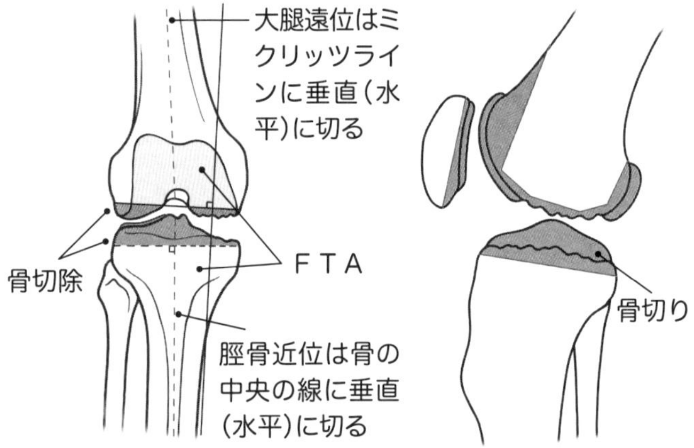

大腿遠位はミクリッツラインに垂直（水平）に切る
骨切除
ＦＴＡ
脛骨近位は骨の中央の線に垂直（水平）に切る
骨切り

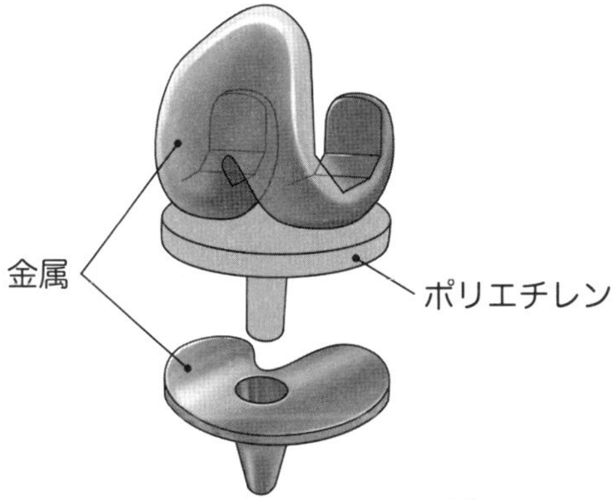

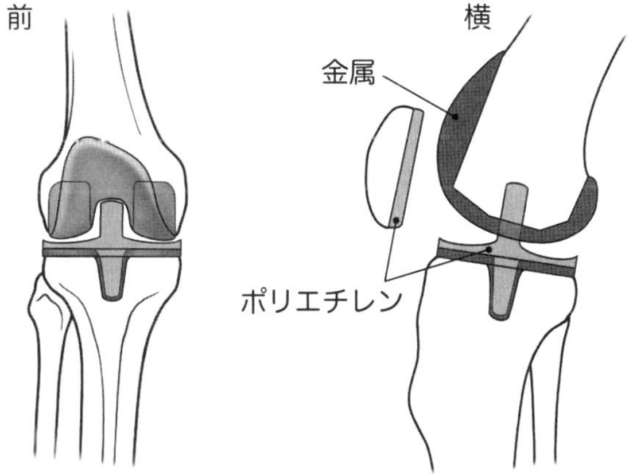

人工膝関節

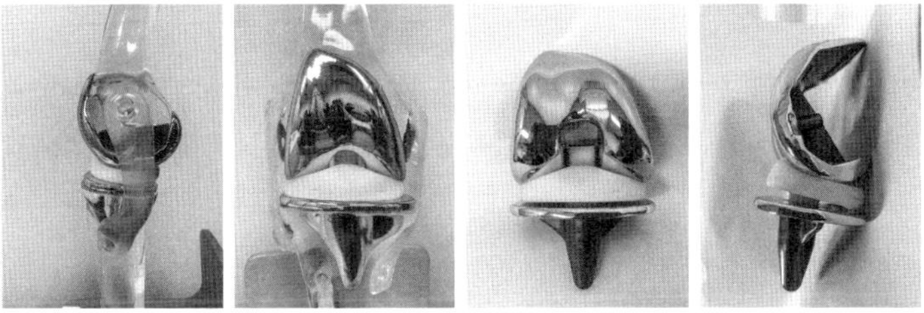

術前・術後の症例

〈術前〉

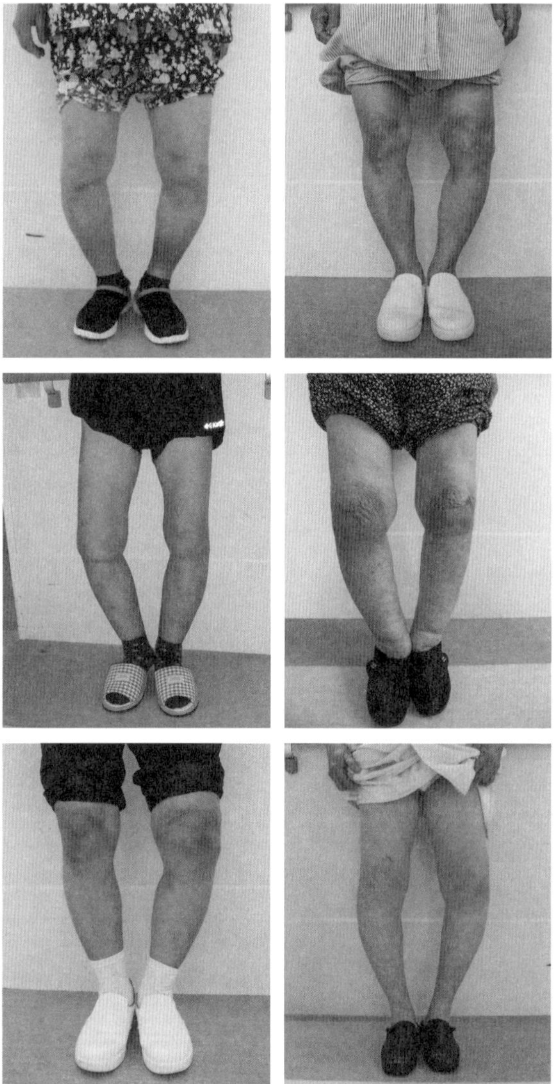

術後

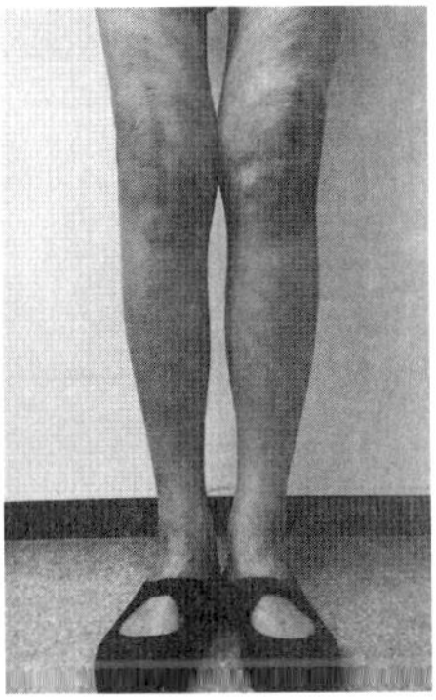

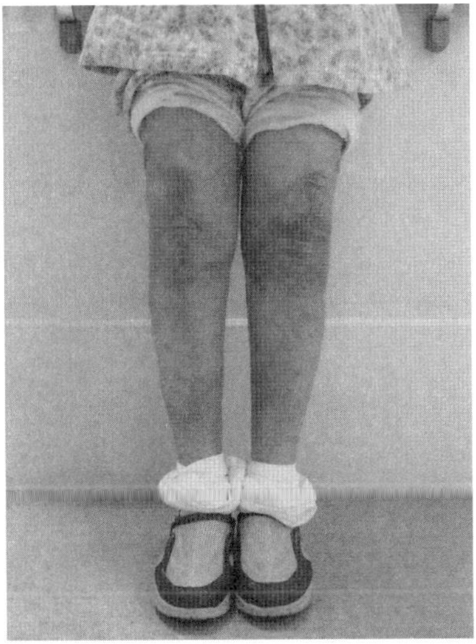

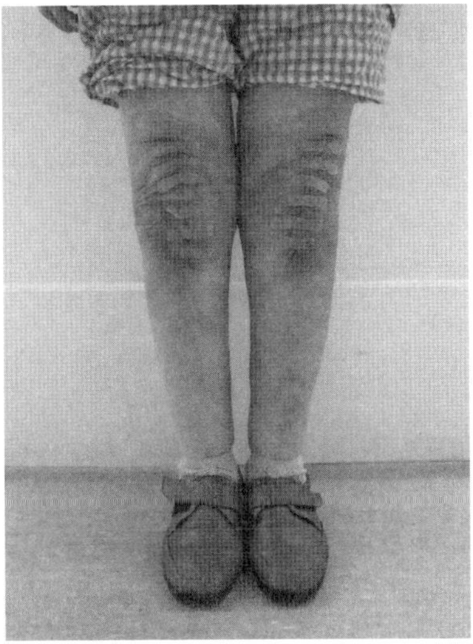

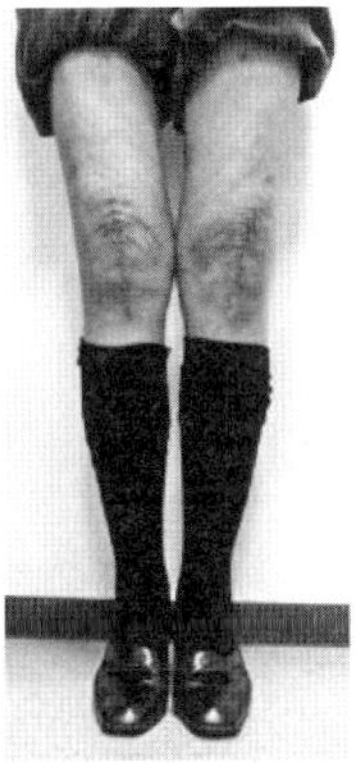

症例1

術前　　　　　術後

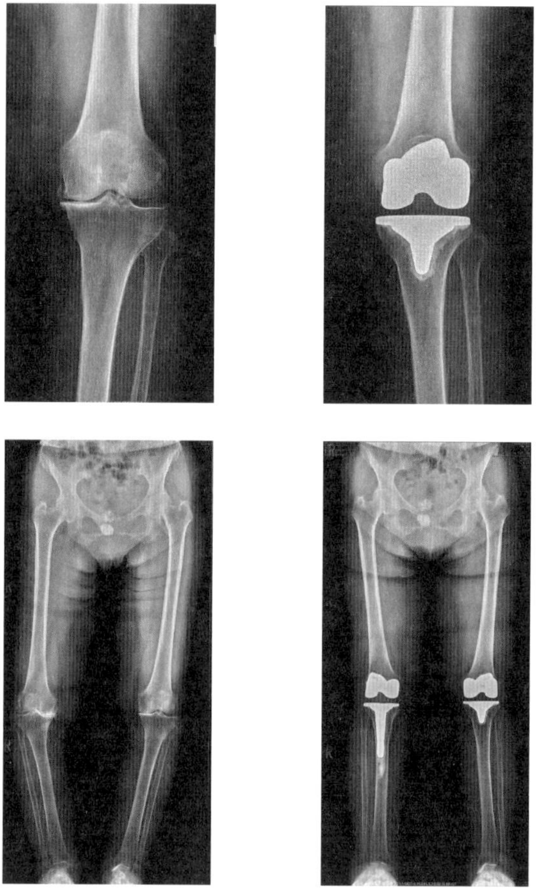

症例2

右　左

術前

術後

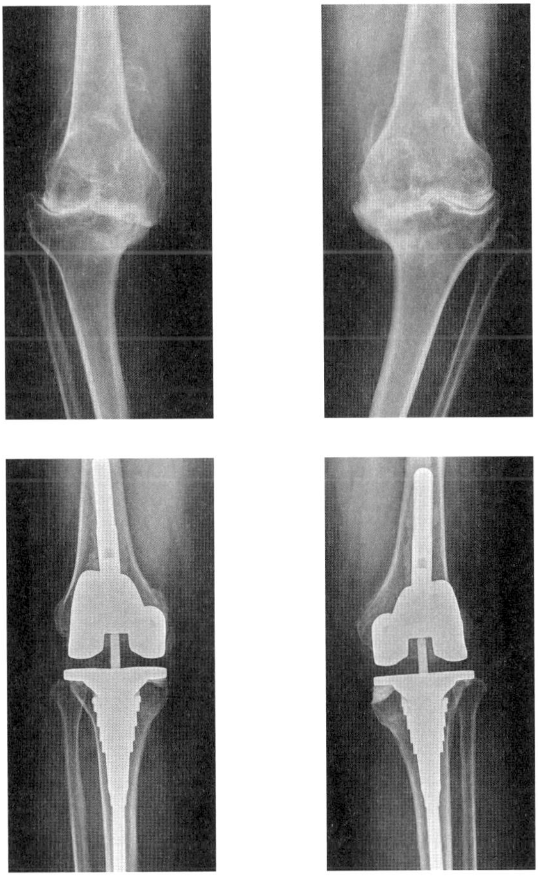

症例３

術前　　　術後

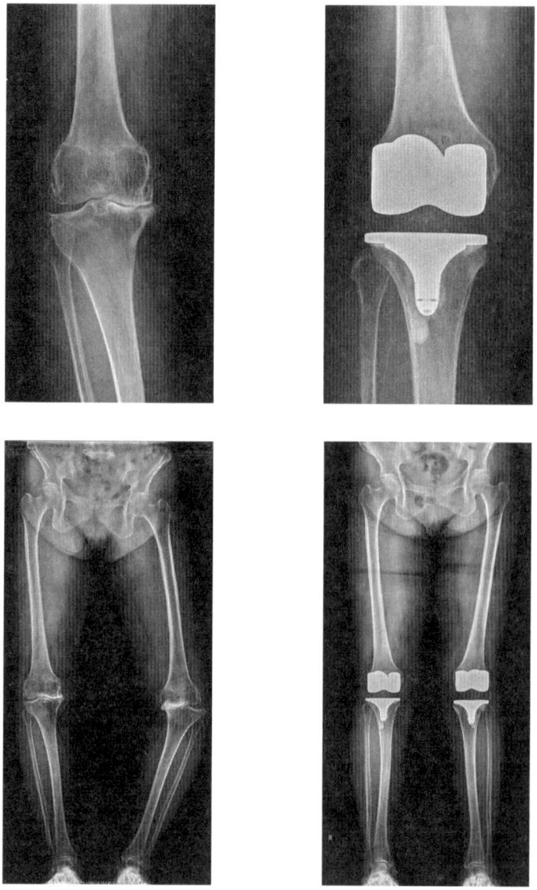

症例4

術前　　　　術後

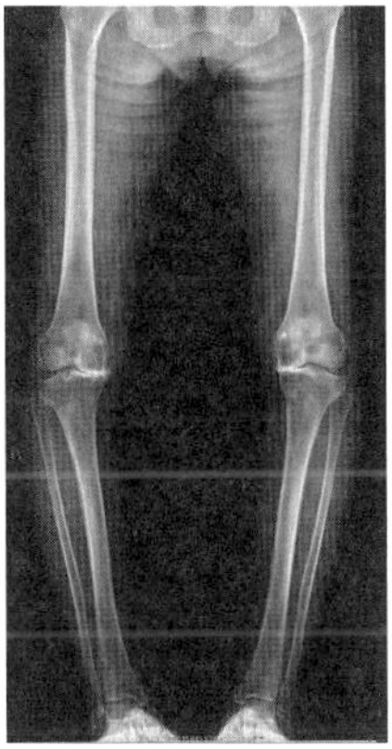

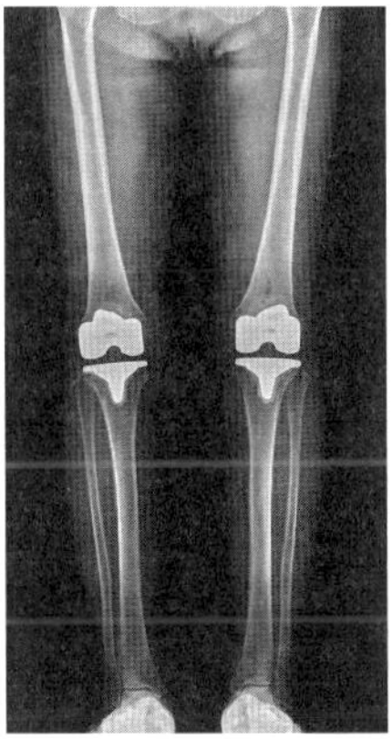

症例5

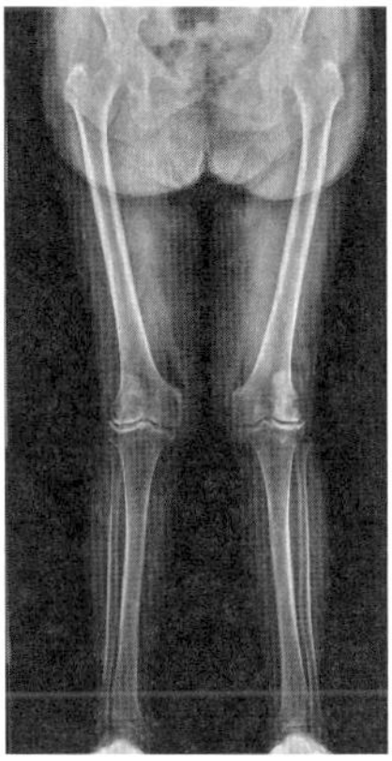

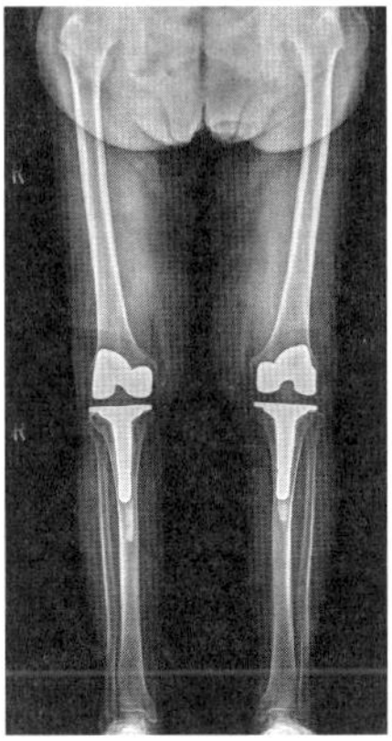

症例6

術前　　　　　　　　術後

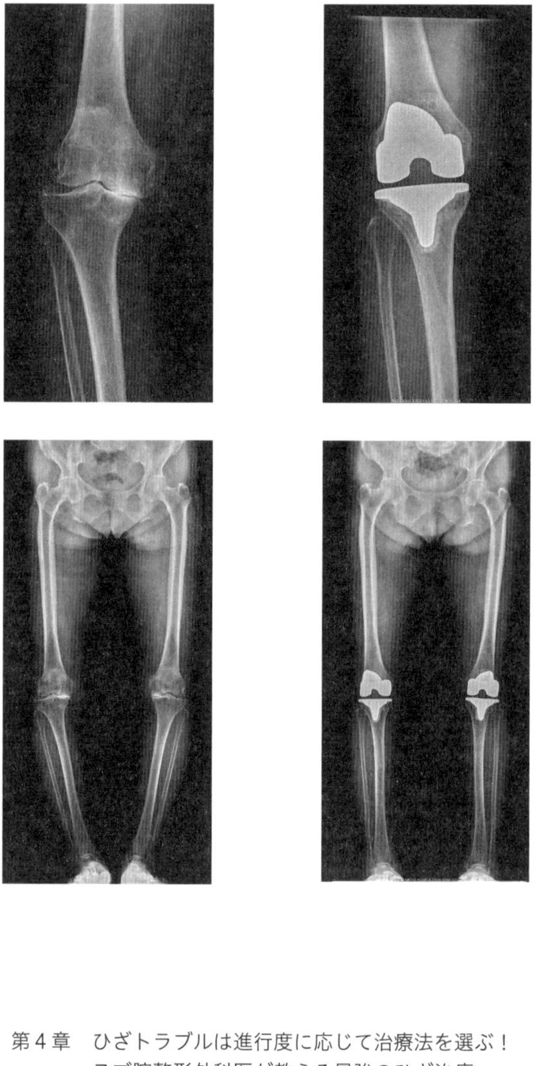

症例7

術前

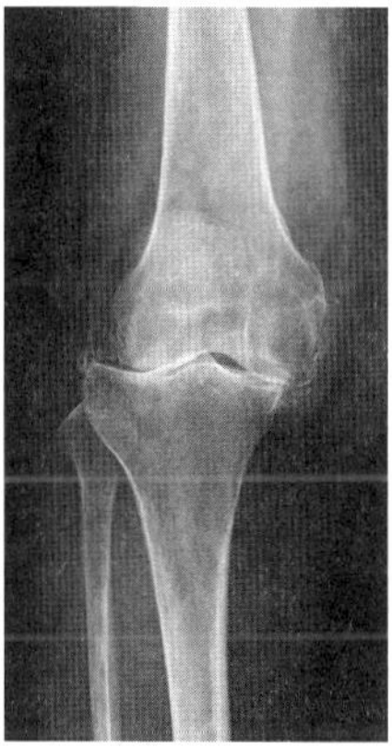

術後

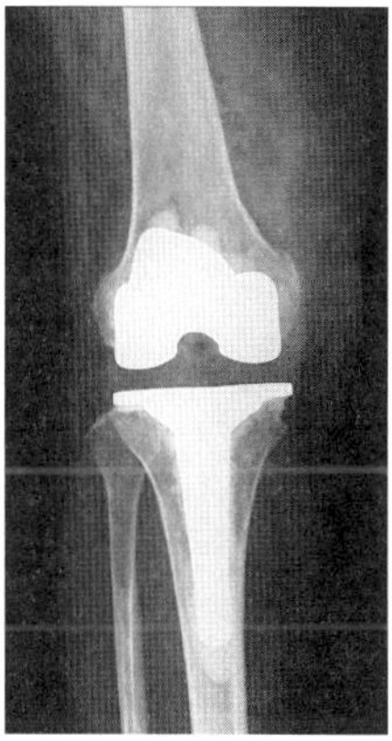

症例8

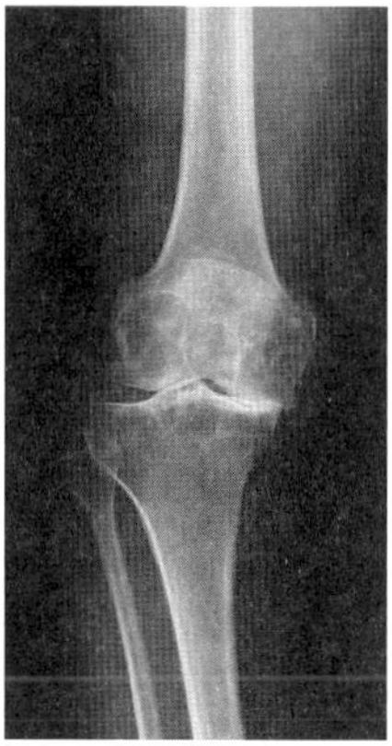

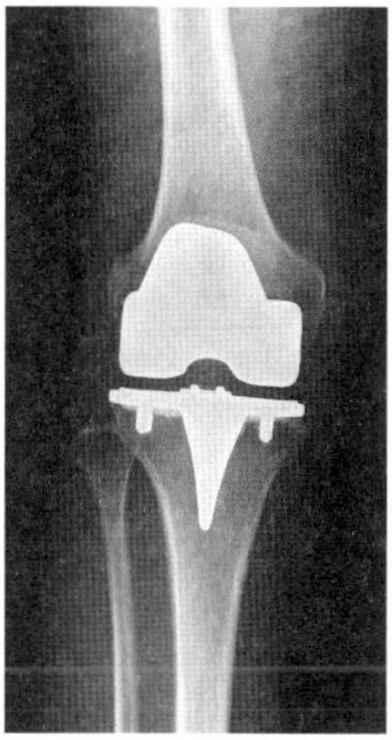

症例9

術前

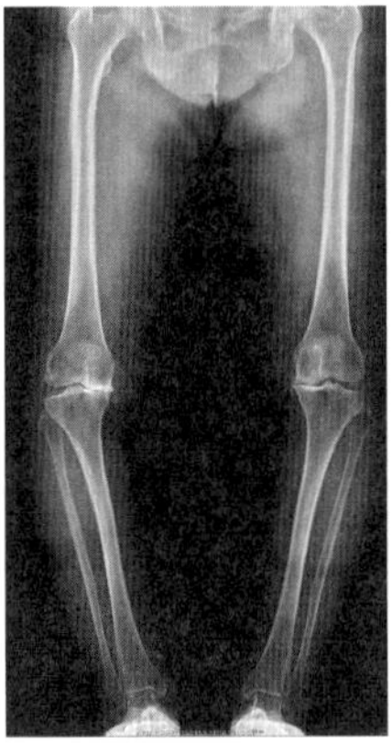

術後

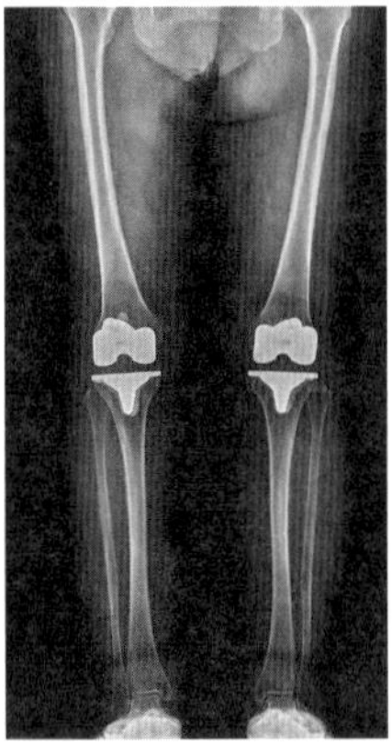

⑤自家《じか》骨軟骨移植術
（モザイクプラスティー）

比較的小さい（移植面積が 4 平方 cm 以下）軟骨欠損がある場合にはモザイクプラスティーと言って自家骨軟骨移植術を行います。ゴルフのグリーンのカップのように、くり抜いて正常の場所と異常の場所と交換する感じです。関節辺縁から、軟骨とその下の骨ごと、円柱状に切り取り、軟骨欠損部も同様に、円柱形に切り取り、交換して埋め直します。2-3 個まで可能です。しばらく松葉杖になります。

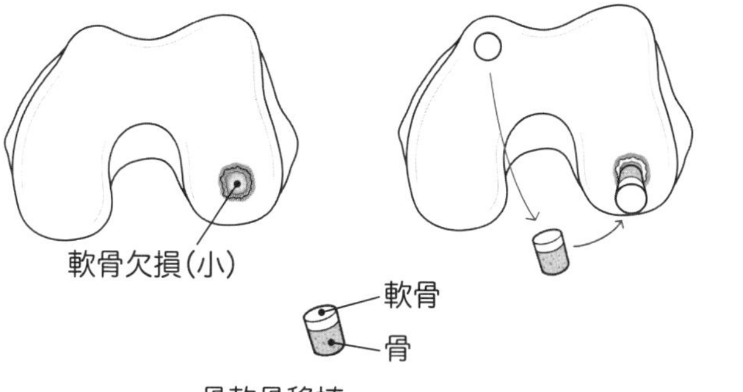

骨軟骨移植
モザイクプラスティー

⑥自《じ》家《か》培《ばい》養《よう》軟骨移植術（再生医療）
外傷性軟骨欠損症と
離断性骨軟骨炎の手術（老化現象には保険適用なし）

この２つの疾患のみ治療対象となります。移植面積が４平方 cm 以上が適用になります。

採取と移植の２回の入院と２回の手術が必要で、採取は関節鏡で行います。

まず入院し、下半身麻酔を掛け、関節鏡で軟骨を、辺縁より４g 以上採取します。３日間の入院で、抜糸まで一週間水に濡らせません。体は蒸しタオルで拭いてもらいます。採取した軟骨をメーカーに渡し、ラボ（工場）に持ち帰り、培養してもらいます。牛のコラーゲンを一時的に使うので牛肉アレルギーのある方は不可です。アレルゲンを注射（皮内テスト）し、２週間後判定、問題なければ、オペ申し込み。４週間で培養が終わり移植術のため再度入院となります。麻酔を掛け血が出ないように太ももを専用の駆血帯（タニケット）で締め付け、消毒し、皮膚を切って患部を出し、生着が良くなるように軟骨欠損部を少し血が出るまで薄く削って郭清し、洗浄後、培養軟骨を移植部の形に切り、患部に置き、移植軟骨の形より少し大きく切ったコラーゲン膜で覆い、コラーゲン膜の辺縁と周囲の関節軟骨を細い糸で細かく縫合していきます。浅い皿に薄くしたプリンや杏仁豆腐を置きラップするような感じです。駆血帯を緩め止血し、消毒、洗浄、閉創します。板状ギプス（シーネ）を当て、終了。１カ月足はつけません。足をつくとプリンのような培養軟骨が、ブチュブチュとカバーした膜の間からはみ出てきて患部になくなってしまいます。曲げ伸ばしを始めると、縫った膜が、テントを止めるピンが外れるように、ちぎれてひっくり返ったりして培養軟骨がなくなってしまう可能性もありますが、今のところはいません。ＨＴＯと併用することもあります。将来的には痛みが取れ正座ができ、スポーツ、労働ができる予定ですが、培養軟骨が正着しても再び擦り切れたら、人工関節手術に移行します。この手術はひざの手術を毎年100件以上やっていて、軟骨移植術の経験が10例以上ある医師に限られているので、やっている医師を探さないといけません。この治療は再生医療で最先端の治療かつ画期的な治療ではありますが、変形性膝関節症には保険適用がありません。また将来的にはｉＰＳ細胞などに取って代わられる可能性が高いと思いますが、自分の軟骨のほうがアレルギーなどのトラブルは少ないでしょう。

自家培養軟骨移植術

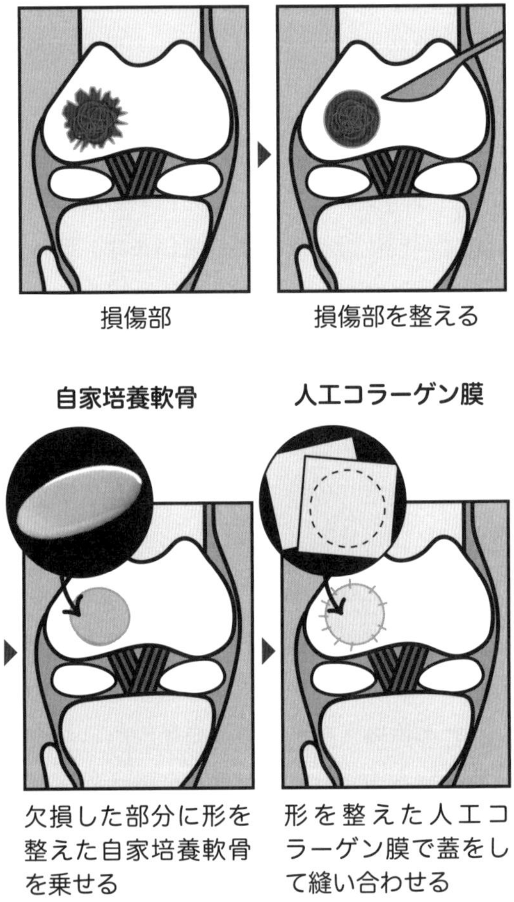
損傷部
損傷部を整える
自家培養軟骨
人工コラーゲン膜
欠損した部分に形を整えた自家培養軟骨を乗せる
形を整えた人工コラーゲン膜で蓋をして縫い合わせる

自家培養軟骨移植のイメージ

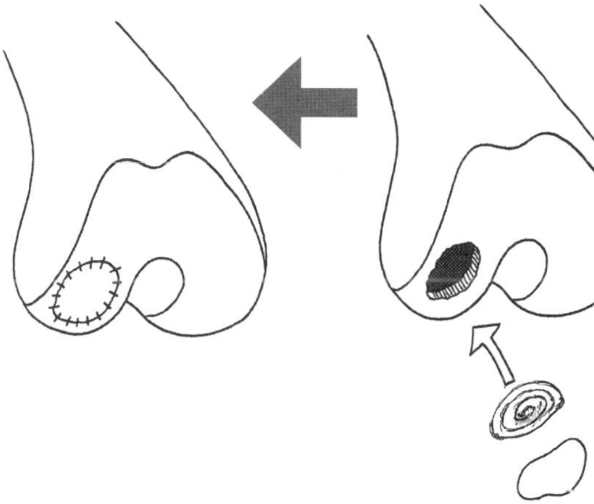

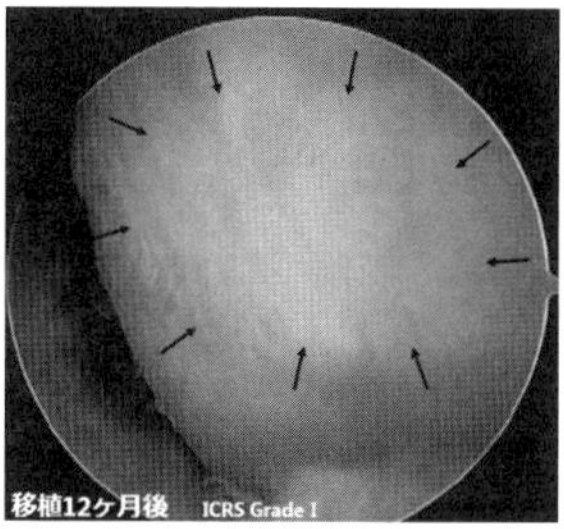

自家培養軟骨移植後１年。
軟骨の欠損が解消している

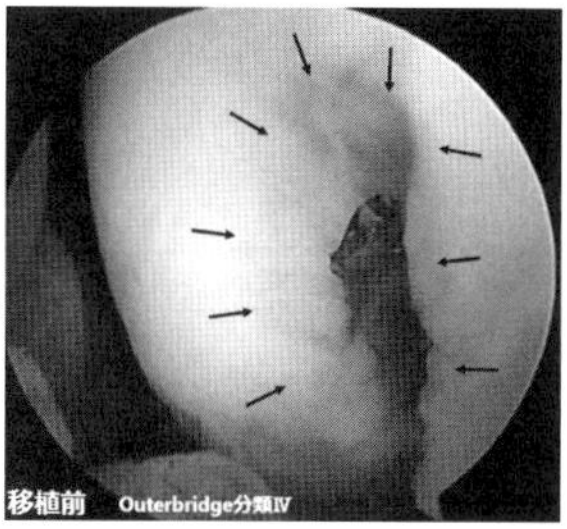

けがによる軟骨欠損症、
30代男性の左大腿骨内顆部

再生医療(最先端の治療)
培養軟骨移植術

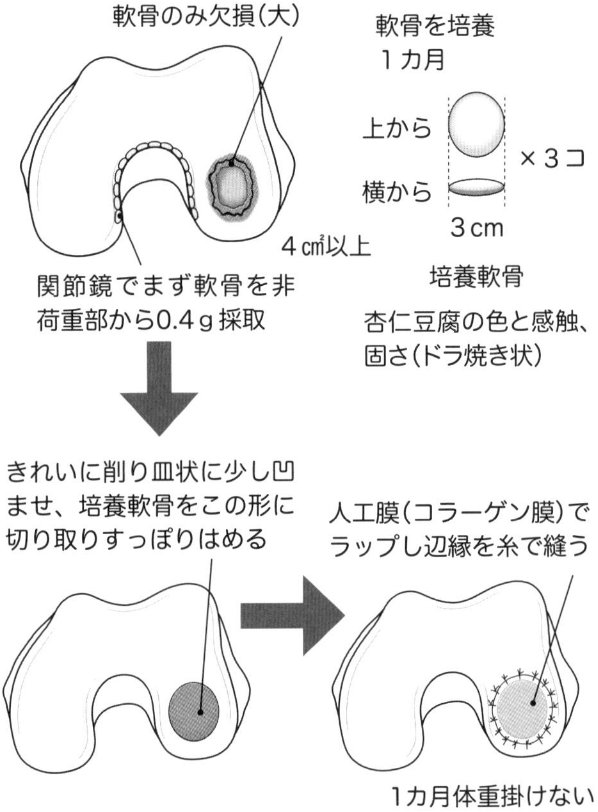

第4部
手術の結果を高める対策

1 感染防止対策でドレーンを中止

かつては術後の出血を吸い出すためにドレーンを入れていました。しかし、感染をゼロにしたいという目的からドレーンの使用を止めました。ドレーンを入れずにやろうとすると、傷を閉じる前に、徹底的に止血しないといけません。術後に出血が起きると、出血によって傷が破裂したり、腫れや痛みがひどくなったり、内出血で脛が真っ黒に腫れ上がったりしてしまうリスクもありますが､ちゃんと止血ができれば術後の出血は予防できます。

術後はひざに異常な腫れがないか毎日チェックする必要があります。万一腫れた場合は入念に消毒してから注射器で吸い取ってしぼませます。これまでのところ傷が術後出血で破裂し開いてしまった例はありません。

❷ 手術の感染予防

私は、感染防止の重要性については常々、まさに鬼のように、周囲から嫌われるくらいに口うるさく言い続けています。

患者さんには術前日、入浴し、全身や臍《へそ》などよく洗って綺麗にしてもらいます。麻酔が掛かったら、①消毒薬泡ソープでブラッシング→②アルコールで下肢全体をビショビショに→③下肢全体を滅菌ストッキングでカバー→④手術部位を出してポピドンヨード消毒→⑤手術部位アルコール→⑥乾かしてから最後にポピドンヨードフィルム（手術部位と足）をスマートフォンや車のガラスのフィルムのように空気が一切入らないように皮膚に貼り、皮膚が最後まで露出しないようにします。これは、皮膚にある汗腺や毛嚢《もうのう》により皮膚が時間とともに汚染されるからです。

術中は患者さんの傷口の中も外も、あるいは全スタッフが二重に装着した滅菌手袋も、中に入れる道具も常に消毒を続けながら手術を進めていきます。

手袋に微細な穴が開いていたら、消毒液のついたガーゼで拭くと中に消毒液が染み込むのですぐにはっきり分かります。手袋の穴は知らないうちに開くことがよくあり、感染源になりかねないと考えて厳重にチェックしています。

手術はもちろん、クリーンルームでしか実施しません。スタッフは半導体の工場さながらに目出し帽状の頭巾を着用し、毛髪が絶対に落ちないようにします。無影灯は術野の真上に来ないようにし、スタッフ全員の頭も傷の上に来ないように常に注意しています。また、看護師がグルコジンという透明の消毒液を注射器で水鉄砲のように術野の傷の中に掛けながら手術を進めます。手術が一区切りつくごとにポピドンヨード液を入れた生理食塩水でジェット洗浄を施します。スタッフ全員が、たとえ細菌が傷の中に入ったとしても一粒たりとも決して生かしておかない強固な覚悟をもって手術に臨んでいます。

3 感染の原因は「人とモノ」
（手術機械と手袋と落下細菌と手術時間！）

私は、とにかく感染の原因は空気などではなく「人とモノ！」、「手術機械と手袋と落下細菌と手術時間！」と言い続けてきました。手術時間と感染率は指数関数的に相関するため、短時間で手術を終えることは感染を防ぐためには極めて重要です。術後に傷口から出てくる滲出《しんしゅつ》液がなくなるのを待ち、８日目からシャワー開始です。さまざまな努力の結果、当院ではここ数年、手術直後から術後半年の感染による再手術はありません。

４ 手術成績が落ちる３大原因

手術の結果が悪くなるのはたいてい以下の３つが原因です。

①感染

②腫れ（出血）

③痛み（内側、後面の突っ張り）

私は、多少時間が掛かっても良いのでこれらが起きないための対策を最優先しています。

5 ギャップテクニックが手術の成否を決める

以前はスペーサーブロックを入れるだけの簡易ギャップテクニックを実施していましたが、現在はスペーサーブロックを入れ、ミクリッツラインを確認した後、テンサーを使って、より厳密なギャップテクニックを採用しています。

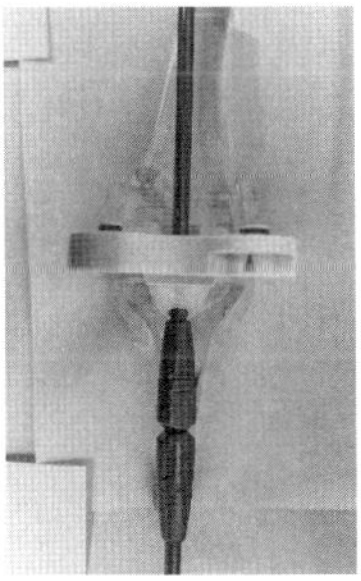

スペーサーブロックとミクリッツライン（まっすぐ確認）

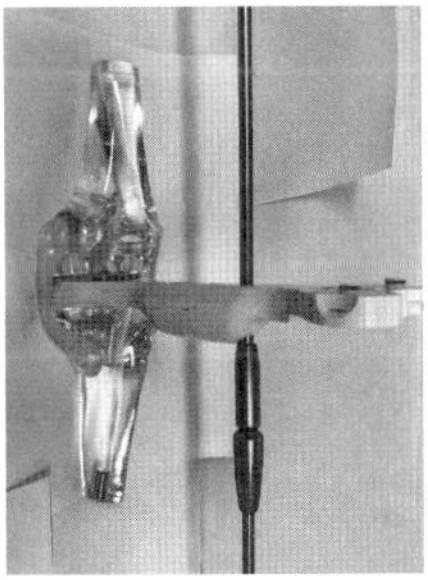

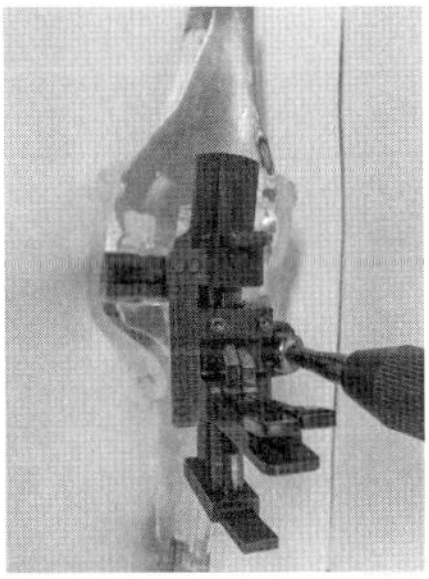

テンサー
（きつさ確認）

6 CRタイプからPSタイプへ（システム変更）

人工関節のコンセプトに関して、以前は後十字靭帯を切らず、ギャップテクニックを必ずしも必要としないメジャードテクニックによるＣＲタイプの人工関節で平均40分の手術時間でした。現在はより曲がりの良い、しかしギャップテクニックを要す、後十字靭帯を切離するＰＳタイプの人工関節を採用しており、手術時間は平均70分となっています。多少時間は延びましたが一般的なTKAの手術時間としてはそれでも相当短いと思います。

細かくチェックするようになってから、期待どおりの良い結果が得られており、曲がらないとか、痛みが強いなどの不良症例はほとんどなくなりました。

7 ラテラルスラスト（立つと曲がってズレる）

変形膝関節症の特徴的な症状の一つで、立つとひざが曲がってズレ、大腿骨が内側に滑り、脛骨が外側に倒れる現象です。重症化のサインでTKAが必要な状態です。診断には立位でレントゲンを撮影する必要があります。

歩行の際に体重を掛けるとひざがＯ脚に曲がり、上下の骨が横にズレる様子がよく見ると観察できます。

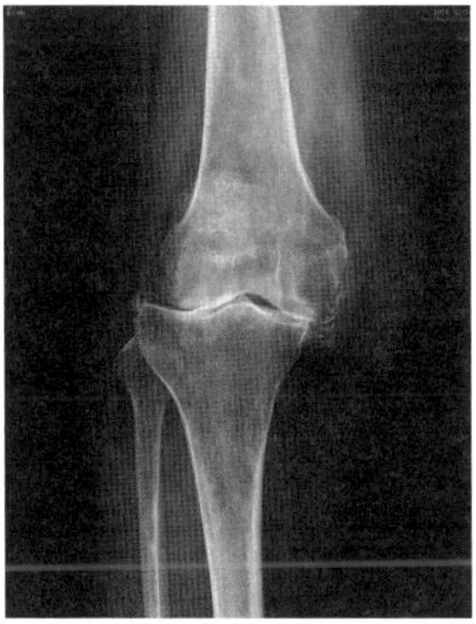

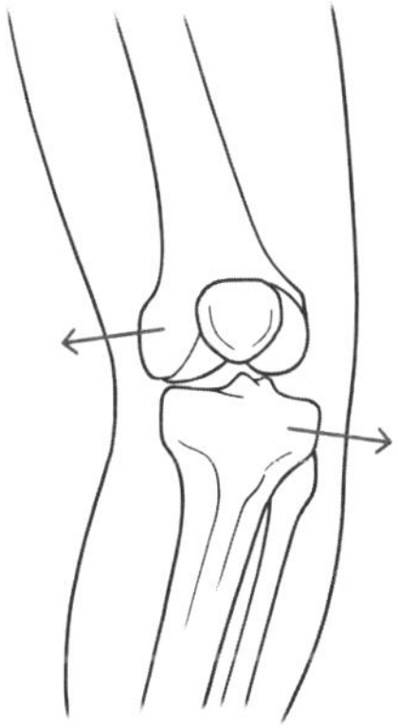

ラテラルスラスト
立つと横ずれする

8 痛みは警告信号、脳に焼きついた痛みは消えない

（1）脳原性疼痛《とうつう》

痛みは言わば危険の警告、アラートであり、放置を続けると、脳が痛みを忘れなくなってしまい、脳に焼きついた痛みは原因を取り除いても治りません。これを脳原性疼痛といい、下肢を切断した人がなくなった足の痛みを感じるのと同じです。腰痛の 80％は原因不明の痛みです。ストレスが痛みを作り出すともいわれています。

(2) 反射性交感神経性ジストロフィー（RSD、CRPS）

自律神経の異常でも痛みが残ります。自律神経は内臓の動きや血圧、心拍、汗など自分の意思の影響を受けずにオンオフを自律的にコントロールしている神経です。警告としての痛みに適切に対応していないと交感神経が異常に興奮し、痛みの信号が出続けてしまうのです。

これを反射性交感神経性ジストロフィー（RSD、CRPS）といいます。

(3) 線維筋痛症

また、全身が痛む線維筋痛症など難治性の疾患もあります。

つまり脳や自律神経の異常による難治性の痛みになる前に、初期のうちに適切に対処する必要があり、また、そこまで行くと整形ではなく、精神科の範疇になります。

9 両ひざ同時手術にこだわる理由

左右両方のひざをいっぺんに手術するのも私の方針です。両方を見ながらまっすぐ伸ばしてそろえて左右差のない、完璧な形のひざを目指すため、同時手術にこだわっています。片ひざだけ見て、両ひざが百発百中でピッタリまっすぐつくことなど不可能です。脚を伸ばしてひざだけでなく太ももから下腿の内側がピッタリつくようなひざになるように努めています。

手術では、術直前に透視（手術専用、移動式レントゲン）で股関節骨頭中央に心電図パットを貼って、手術の際には使い捨てシートの上から触って分かるようにしておき、骨切りをした後、スペーサーブロックを入れた際と試しの人工関節を入れた際に長い棒を前に当て、骨頭ーひざ中央ー足関節中央にミクリッツライン（立位荷重線）が来ることを確認し、まっすぐになるまで何度もやり直します。

両ひざを一度に手術すると歩けなくなってしまいそうだと不安を感じる人は多いですが、実際反対側が曲がったまま片足だけ TKA をするよりも、両方まっすぐの方がより早く歩けるようになります。術後最初は屈伸などの動作に痛みを伴うことはあるものの、立たせてしまえば歩くこと自体で痛みはほとんどありません。最初は歩行器にしがみつくように頼らざるを得ませんが、すぐに歩けるようになります。これは竹馬の練習と一緒です。

10 TKA術後の痛みのコントロール法

骨が露出して削れている関節面は、TKAによってきれいに切り取られ、金属で貼られて覆って保護されるので、それまでの痛みは確実に取れます。術直後は骨折の時と同じように骨を切った痛みを伴います。しかし、さまざまな痛みの軽減策により痛みは我慢できない程には強くなく、日に日に薄れていきます。

ひざが腫れている間は当然ながら動かすと多少の痛みはあります。痛み止めの内服だけでなく、硬膜外チューブを腰に5日間ほど入れる硬膜外持続麻酔も併用しますので、術後の強い痛みがほとんどない人すらいます。チューブが入らない場合にはIVPCAという麻薬系の痛み止めであるフェンタニルを持続皮下注射します（ただし吐き気がひどくなる場合は中止）。さらにボルタレン座薬やオピオイド内服薬（麻薬系）などさまざまな選択肢があり、痛いままにはさせません。

11 術後の腫れ、熱感

術後は腫れて熱感がありますが、保冷剤を当てて冷やし続ければ、腫れや熱感の消退とともに痛みも軽減し、関節も曲がるようになります。

術前ずっと曲がっていたひざの場合は、癖が残っていて、後面が突っ張って痛み、伸ばすストレッチを続けないとまっすぐには伸びるようにはなりません。手術でO脚をまっすぐにしたため、しばらく内側のスジも突っ張って痛みます。

痛みなく良く曲がるひざにするために独自に「手拭いリハ」を考案して実践しています。曲がらないうちは痛みがありますが、曲がるようになるとスジが伸びて痛みはなくなります。リハビリでもんだり、ストレッチで緩めたりして突っ張りがなくならないと、内側や後面の痛みはいつまでも残ってしまいます。

12 ひざ裏に枕やクッションを置かないで

ひざが悪くて伸びない人は、ひざ裏に枕やクッションを置かないと痛くて眠れないものです。手術を受けたあとも、縮んだひざ裏のスジはそのままなので、枕やクッションを以前のように入れたほうが楽に感じるとは思います。しかし、気をつけていないとすぐに曲がったまま固まってしまいます。また、曲げる練習ばかりしがちですが、伸ばすことのほうが難しく、伸ばして歩くことこそ、膝折れやつまずきを防ぎ、将来腰が曲がるのを予防できます。歩く時に、ひざ、腰が伸び、前に出した足のつま先が上がり、かかとからついているかを確認するようにしてください。大事なのは、立って、ひざを伸ばす練習をずっと続けることです。伸びが不十分なときは押して伸ばしてください。

13 TKA 後ずっとやり続けてほしいこと

屈伸、マッサージ、筋トレ、散歩。骨粗しょう症の改善。

座ってばかりいると伸びなくなって歩けなくなります。すぐに固まってしまうので、必ず毎日動かしてください。骨が脆いのも沈み込み、緩み、骨折の原因になります。骨を硬くする注射、飲み薬、筋トレ、煮干しを食べる、散歩して日光を浴びる。プール歩行や水泳はおすすめです。飛行機は乗れますが、金属探知機に引っかかるので証明書を持参してください。証明書は外来の時に言ってもらえばその日にお渡しできます。MRI はひざでなければ可能です。人工ひざの入った部位の MRI は画像が歪み、撮れません。CT は問題ありません。

14 TKA 後やって欲しくないこと

転倒は骨折や、めり込みの原因となりますので注意してください。歩行が不安定な場合は杖やシルバーカーを使用してください。コンタクトスポーツや山登りはけがの原因となるので不可です。

サウナも遠赤外線で金属が熱をもつのでやめましょう。コタツのヒーターの真下にひざを置いたまま寝込んでしまうのもマズイでしょう。ミストサウナ、スチームサウナ、岩盤浴はOKです。

痒くてひざを掻いてジクジクして感染した人がいます。ひざは薄い皮一枚でバリア機能が弱く感染しやすいので注意してください。転んでひざに傷ができ、化膿してひざの中に感染が及ぶ場合もあります。下腿の蜂窩織炎、毛嚢炎、アトピー性皮膚炎の悪化、陥入爪感染、爪水虫、水虫の感染、歯槽膿漏、熱中症などでも、血行性に菌が転移しひざの感染を生じる原因になります。

リウマチなどでステロイドや免疫抑制剤を使用している人、透析、糖尿病のコントロール不良の人は感染しやすく注意を要します。

糖尿病の悪化は特に絶対ダメです。食事制限、運動の習慣を付けて自分の血糖値をちゃんと把握してください。HbA1Cを８未満でキープしてください。

肥満やマラソン、毎日長時間の散歩、繰り返しの重労働や激しいスポーツはすり減りの原因になりますので避けてください。

高圧電流を流す健康器具や、銭湯の電気風呂は緩みの原因になる可能性があり、おすすめできません。

第５部
TKA の深掘り

1 人工膝の標準治療・私の採用している手術法

私は荷重線に水平に骨切りをして、荷重線をひざの中央にもっていき、ひざをまっすぐにするメカニカルアラインメントという方法を用いており、これが現在の標準治療です。

アラインメントとは簡単にいえば脛骨と大腿骨の角度の意味です。

標準治療というと平凡でありきたりな治療のように聞こえるかもしれませんが、そうではなく、現時点で最も優れた、確実性が高く、期待値の高い、科学的根拠が認められた最良の治療という意味です。

ここからは多少内容が難しくなり、マニアックな内容になります。第４章第５部は興味のある方だけ読んでください（研修医に教えるレベルです）。

2 メカニカルアラインメントvs アナトミカルアラインメント

医療の進歩は既存の治療からわざと逸脱させ、より結果の良いものを残す方法で発展してきましたので、必ず標準治療とは違うアプローチが次々と研究的治療として大学病院を中心に試されていきます。かつての人工靭帯のように、廃れてなくなってしまう方法も少なくありま

メカニカルアラインメント

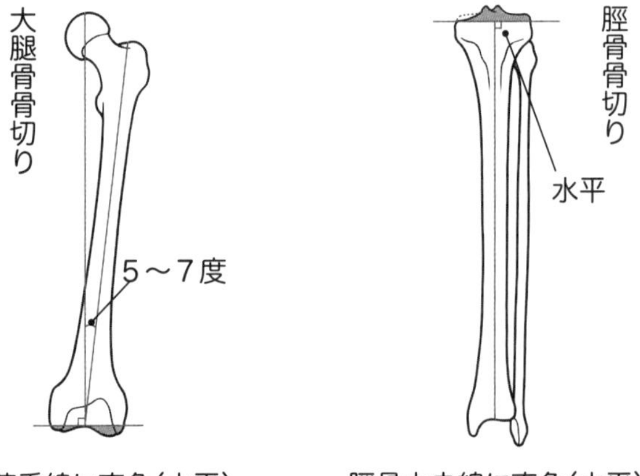

荷重線に直角(水平)
大腿、脛骨角 FTA とは
5〜7° ずれる

脛骨中央線に直角(水平)
外側多く骨切り
これでスネはまっすぐで、
脛骨上面は水平になる

せん。現在メカニカルアラインメント（MA）に対しアナトミカルアラインメント（AA）という方法、理論が出始めています。

個々のもともとのひざ形を復元しようという方法で、当然その本人の正常な頃のひざを再現することによって、より突っ張り感や痛み、違和感を減らせるのではないかという試みです。日本人の場合はもともとO脚傾向なので、AAはもともとの多少のO脚を許容することになります。

ただ、元の状態が完全に分かるわけではなく、変形した現在の形から類推するわけです。関節面は脛に対して水平ではなくやや斜めになった状態に切るのが特徴です。3度内反に脛骨を切り、骨棘を切除しまっすぐに引っ張って、脛骨骨切り面と平行に大腿骨遠位を切る感じです。

水平に切るMAはニュートラルアラインメントとも呼ばれ、上下とも外側を多めに台形に骨切りするのに対し、AAはそれに対して荷重線を3度内反に平行四辺形に切るわけです。

若かった、調子の良かった頃のひざが再現できるならば、痛みだけでなく、MAで多少残る違和感や内側の突っ張り感も減らせる可能性はあると思います。

しかし、疑問も湧いてきます。

（1）壊れる前の、壊れやすかったひざを再現することになりはしないか？

（2）斜めになればラテラルスラストの様に、横にズレるストレスが働くはずだが、本当に長くもつのだろうか？

（3）手術中一度ズレが起こるとリカバリーショットも難しく、とんでもないことになりはしないか？

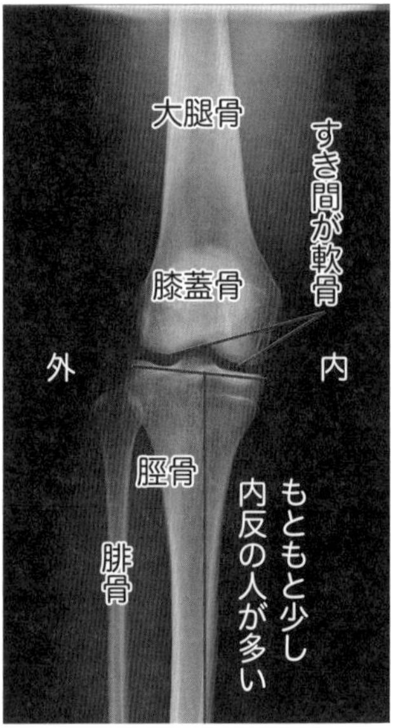

右ひざレントゲン正面

現時点では、技術的にもストライクゾーンがMAよりも狭く、完璧にもっていくのは難しいのではないかとみています。

今後何十年もしてから長期成績の結果が良ければ将来採用しようか、ぐらいのスタンスで眺めていて、今のところは、長期成績が良好であると分かっているMAをやり続けたいと思っております。

3 人工軟骨・高分子ポリエチレンのデザイン　固定vsモバイル

人工軟骨には脛の金属と固定するタイプ（フィクストタイプ）と、穴に駒のような形の人工軟骨の棒を入れて固定せず、自由に回旋するモバイルタイプとがあります。固定タイプでは正面を完全に合わさないと、上下の人工関節が当たって違和感が残ったり、曲がりが悪くなったり、当たるところのすり減りが早くなったりします。人工関節では痛みが取れることが最低条件ですが、内側の筋の突っ張りや痛み、違和感が残ることが稀に見られます。なかでも最も多いのが違和感で、結局それは人工関節の上と下が主張し合って完璧なフィットをしていないからです。違和感を軽減でき、曲がりも良く、痛みも出にくい、人工軟骨もすり減りにくい、当たりを自動的に逃してくれる、モバイルタイプの人工軟骨を私は採用しております。モバイルタイプでは、大腿骨と脛骨の真正面が多少合っていなくても、きつさを適切に最適化してくれるので、人工関節が主張し過ぎず、万が一手術が完璧でない時でも、あまり落ちこぼれなく、良い結果が出ます。ただ、曲げた時のきつさを完璧にしないと、クルっと回ってしまう危険性がないわけではありませんが、ギャップテクニックできつさを適正にするので今まで問題が生じたことはありません。

4 ひざの屈伸の回転中心（SEA）と正中線（ホワイトサイドライン）と後顆軸（PCA）の関係

人工軟骨の上にお尻のような形の大腿骨の人工関節が乗っていて、くるくる屈伸をするわけで、横から見た時、大腿骨の本来の回転中心と、切って貼った人工関節の回転中心が同じにできれば、理論上、関節面までの半径が一定なので、屈伸におけるきつさが一定になるはずです。このひざ自体の屈伸の回転中心は骨に線が書いてあるわけでもなく、さらに変形しているため正常の形でもなく、一人ひとりでも違うため、いくつかの指標から類推するしかありません。大腿骨の内側の突起(内側上顆)の下の内側靭帯付着部と外側の骨の突起（外側上顆）を

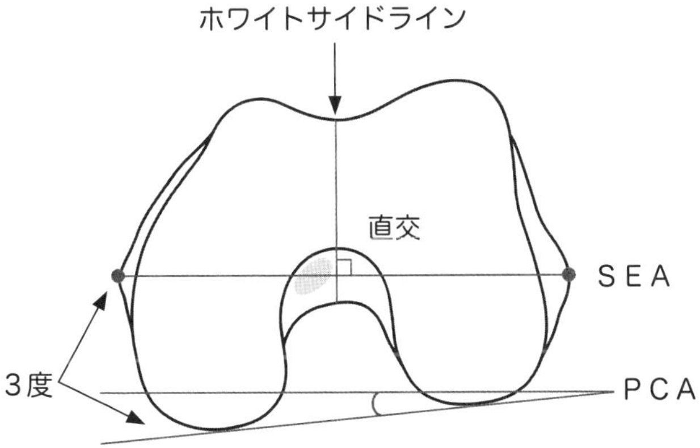

結んだ線（ＳＥＡ）が回転中心に近いといわれており、これは大腿骨後方顆部（２つのお尻のほっぺの後面）を結んだライン（後顆軸ＰＣＡ）と３度ずれており、屈伸して確認できる前後正中線（ホワイトサイドライン）とは直交するので、これらを参考にＳＥＡを類推してラインを骨に書き込みます。人工関節を少なくともＳＥＡに、前も後ろも平行で、ホワイトサイドラインとは直交する形で設置するわけです。実際は後顆軸ＰＣＡを指標に３度傾けて切れば、回転中心に平行なラインが再現でき、ホワイトサイドラインと直行しているかで確認できます。回転中心ＳＥＡを人工関節で再建することは

ギャップテクニック調整が不要の、完璧に均一なきつさになる、究極のギャップゼロテクニックのはずです。しかし変形のひどい症例では内側後顆が削れていて、後顆軸ＰＣＡが異常だったり､外反ひざでは外顆が低形成(生まれつき小さい）だったりする場合があり、その場合は後顆軸を基準に骨切りを組み立てていくポステリオールリファレンスではなく、前方を基準に骨切りを進めるアンテリオールリファレンスで手術を進めなければいけません。

5 上下の正面を合わせることが大事
(ホワイトサイドラインとアカギライン)

人工軟骨固定タイプの人工関節では、大腿骨と脛骨の人工関節の正面が合っていないと曲げ伸ばしでぶつかり、コツコツ音がしたり、膝蓋骨が脱臼したり、膝蓋骨の痛みが生じたり、曲がりが悪かったり、すり減りが早くなったりします。正面を合わすことでスムーズに屈伸ができます。

もちろんモバイルタイプ手術においては、多少正面がズレていてもジャイロの様に最適な場所に常にズレてく

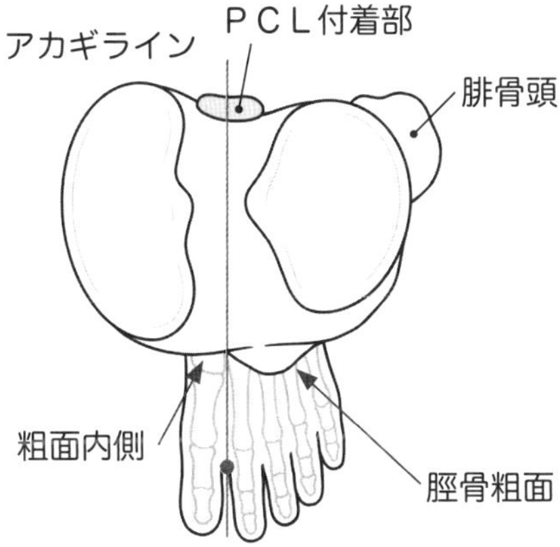

れるため、上下で喧嘩することもなく、スムーズに曲がり、痛みなく、違和感なく、いいように大腿骨と脛骨の回旋がフィットしてくれます。それでも真正面を合わすということは大切で、実はこれがすごく難しいことなのです。大腿骨の正面の延長であるホワイトサイドライン（これは回転軸に直交する）と脛骨の正面の方向であるアカギライン（後十字靭帯付着部と脛骨粗面膝蓋腱付着部〈ひざ下の出っ張り〉内縁を結んだ線）を合わすことが大事です。少なくともその線より内旋で設置すると結果が悪くなるといわれています。

・脛骨の回旋・正面合わせ
左右対称vs非対称デザイン

脛骨の骨切りした断面は外側後方に腓骨頭があるため、左右対称ではなく、脛骨の上をカバーする金属プレートは内外後方の形が同じデザインだと、外側後方の腓骨が当たって、内旋しがちで、大腿骨人工関節と正面がズレてしまいがちです。大きくするとどうしても内旋しないと金属が置けないのでまっすぐ置くにはサイズダウンするしかありませんが、上下で大きさが変わり過ぎるとよろしくないため、大腿骨を切り直して小さくし、サイズダウンしなければいけなくなります。解剖的な内外の非対称形状を考慮して外側後方を小さくしたデザインの人工関節もあり、できるだけ大きくしても正面がズレることもなく、上下の大きさの不適合も回避できます。大腿骨・脛骨とも、末広がりになっているので骨切りした断面は厚く切ると小さくなり薄く切ると大きくなります。

上下の大きさを合わすことも基本的なテクニックの一つです。

6 ひざの側面から見た人工関節設置角度について

①脛骨側面

（1）PS タイプ

後十字靭帯ＰＣＬは曲げた時に突っ張るので曲がりが悪くなりがちです。ＰＣＬを切るＰＳタイプでは曲げたときのＰＣＬのきつさがなくなるため、曲げた時に緩くなりがちで、緩いと階段の下りで不安定となり、踏ん張れず、膝折れしたり転倒の原因となったりします。曲げたときの緩み過ぎを予防するために脛骨はやや平らに切ります。後方を切り下げ過ぎると曲げた時に間が広がり過ぎ、緩みが大きくなるためです。

（2）ＣＲタイプ

ＰＣＬを切らないＣＲタイプでは、曲げた時に後縦靭帯がピンと張ってきつくなり、曲がりが悪くなりやすいので曲げた時のきつさを緩和するため、後方を多めに切り取ります。曲げた時にきついと曲がらないし、緩いと曲がるけれど膝折れが出るわけです。

ちなみに伸ばした時にきついと伸びないし、緩いと伸び過ぎて固定できません。

きついと痛いし動きが悪く、緩いとグラついて歩けません。それを調整するのが、ギャップテクニックなわけです。

②大腿骨側面

大腿骨の側面については人工関節の前面が大腿骨に食い込んだ形（ノッチ・過伸展設置）になると転倒時に同部で骨折を生じます。ノッチを作らないことが絶対条件で、大腿骨の前面のラインと人工関節の前面のラインが一直線または平行がベストです。人工関節の前面が浮いた、過屈曲設置も避けたいところです。また大腿骨の人工関節を前に設置すれば曲げた時に緩くなるし、後方に設置すれば曲げた時にきつくなります。以前は骨折の原因となる大腿骨へ切り込んでしまうノッチを作りたくないので、前方を基準に大腿骨前後の骨切りを行っておりましたが、きつくて曲がらない症例が稀に認められたため、後方基準で骨切りを行うようにしています。後方に５mm の厚さの人工関節を入れるなら、後方を５mm 切り取り、前方が切り込まないよう前がピッタリになる前後のサイズを選べばよいのです。左右の大きさ（幅）は試しの人工関節を入れた時に確認しますが、術前の設計図通りがほとんどです。大き過ぎはオーバーハングといって人工関節がはみ出し、スジが当たって痛みの原因になるのでダメです。小さ過ぎも骨の中にめり込みやすくダメです。

7 膝蓋骨高位（関節面の高さの調整）

膝の曲げ伸ばしをする関節の位置の話です。脛骨上面を多く切り、大腿骨を少なく切れば関節面は相対的に正常な位置よりも下になります。逆に脛骨上面を薄く、大腿骨下端を多く切れば関節面は上がります。側面像で見ると関節面が上がれば相対的に膝蓋骨が下がり、関節面が下がると膝蓋骨は上がります。上下の骨を切ったあと、骨と骨の間の距離をテンサーで計測します。開きが18mm で上下の金属の厚さの合計が 10mm であればポリエチレンの厚さは 8mm と分かるわけです。膝蓋骨下端のやや下に関節レベルが来るのが理想です。膝蓋骨が低過ぎると（膝蓋骨低位）蹴る力は落ち、高過ぎると（膝蓋骨高位）曲がらなかったりします。

8 コンピューターシミュレーションについて

術前のCTデータをコンピューターに取り込み、人工関節手術を行わせ、ベストな設計図をAIが作り出します。これがコンピューターシミュレーション手術です。この設計図といかに同じように手術できるかが医者の技術の差になるのです。さらにテンサーでギャップが均一になるように微調整する必要があります。

また、CTは寝転んだ状態のデータであって、立った状態とは多少異なっており、そこを頭に入れ補正する必要があります。

コンピューターシミュレーションは靭帯のきつさを考慮せずに行っているので、靭帯の状況を考慮して、手術の際に修正を加える必要があります。コンピューターのほうが人間よりも優れているということではなく、コンピューターと人間が協力して初めて最高の結果が出るということです。

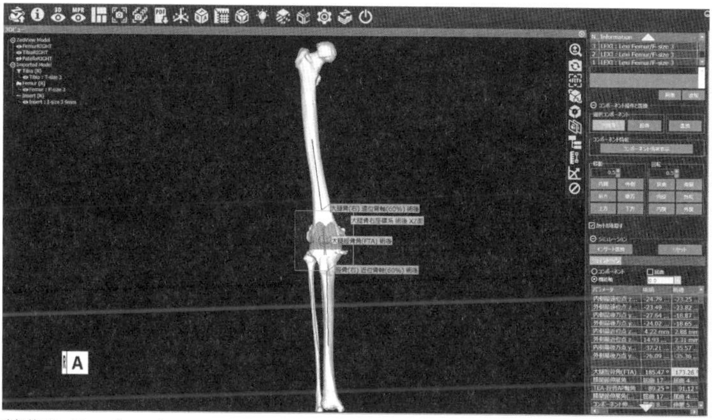

整復シミュレーション

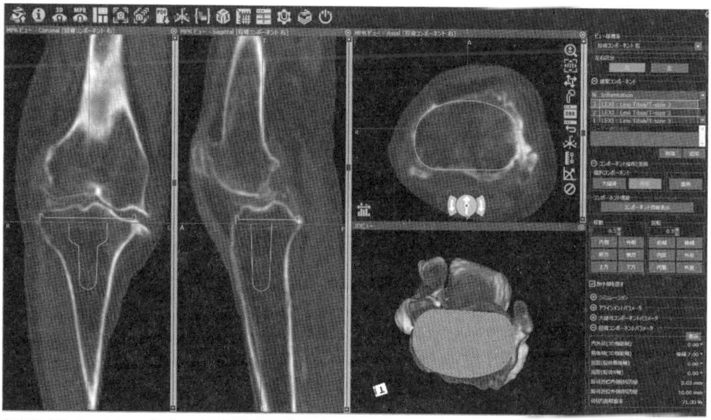

脛骨側のインプラント設置画像

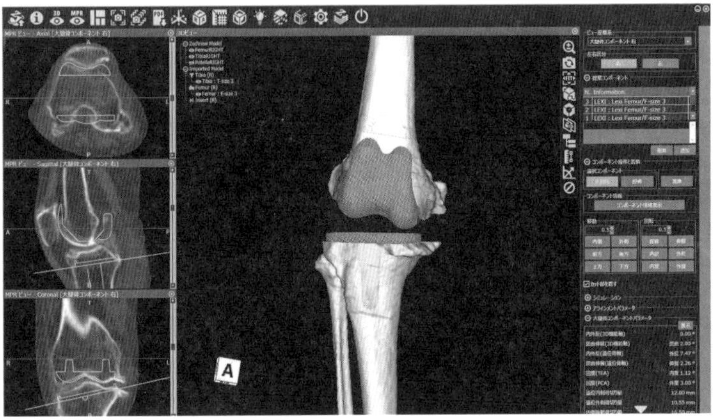

大腿骨脛骨インプラントの同時表示

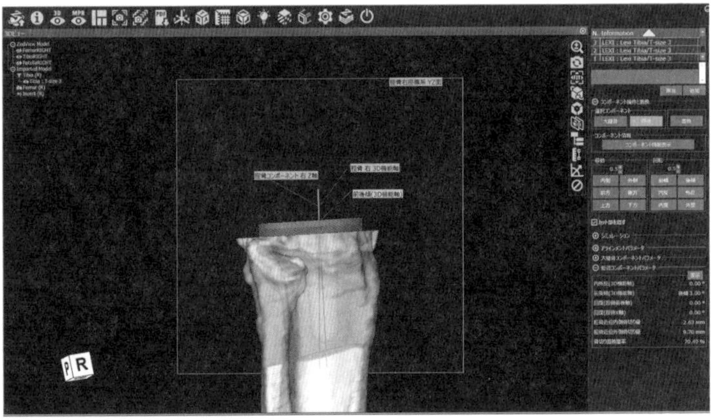

脛骨側の後方傾斜

9 外反ひざ（X 脚）の人工関節は難しい 内側が緩いのは NG

外側の軟骨が削れて X 脚になっている外板膝タイプの変形性膝関節症では、内側靭帯が伸び切っており、いつもと同じように骨切りすると内側が緩くなってしまい、歩けなくなってしまいます。

人工膝関節は内側に支点があり、それがきついことで成り立っています。ですから内側が緩い場合は、これがきつくなるまで入れる高さを厚くしなければいけません。また、通常の手術でも内側靭帯をボーンソーでカットしないように常にカバーしながら手術を進めなければなりません。内側の緩みが残る場合は通常の人工関節ではダメで、緩みを制御する特殊な人工関節にしなければいけません。

10 より生体に近い内側ピボットタイプ

実際のひざでは外側は多少緩くて、内側がコンパスのように回転中心となり（内側ピボット）、外側は屈曲と共に後方にスライドします。内側回転中心をコンセプトにした、より生理的な動きに近い人工膝関節もあります。

11 TKA 手術で内側がきつ過ぎる時どうするのか

変形性膝関節症のほとんどは、内側が削れる O 脚変形です。これは内側靭帯がきつく、外側靭帯が緩いことを意味します。また水平に切る MA 法では、外側を分厚く切り、荷重線に対し水平を作るので、緩い外側を多く切ることは、内側がキツく、外側がゆるゆるになるわけです。内側がキツく、外側が多少緩いのは、正常ひざも同じなので、ある程度許容されますが、あまりにも内外のキツさの差があり過ぎるとうまくありません。キツ過ぎると痛いし、曲がらないし、伸びません。内側のキツさを改善するためには、内側の骨棘を完全に切り取り、内側靭帯の上下の付着部を剥離していきます。それは肉の部分が多くなればなるほど、ヒモやゴムのように少し伸びるからです。それでもキツイ時、これ以上剥がすと完全に断裂して、内側靭帯が効かない大失敗になってしまいます。ある程度剥がしたら今度はヒモの部分を緩めに掛かります。パイクラストといって、内側靭帯を尖刃《せんじん》で繊維方向に縦に刺していく、または18ゲージ針でブスブス刺していくと、少し伸びるようになります。ステーキを叩いたり、切れ目を入れて柔らかくするようなものです。ただ、断裂だけは避けなければいけません。万が一断裂したら、切れない糸で縫合し、しばらく装具を着けて靭帯がしっかりするまで歩かないか、人工靭帯で内側靭帯を再建・補強するか。

(1) 屈曲がきつい時のテクニック

屈曲だけがきついなら、大腿骨コンポーネントのサイズダウン、後十字靭帯など後方の剥離、脛骨の後方を多めに切り直す等。

(2) 伸展がきつい時のテクニック

伸展だけがきついなら、大腿骨遠位を切り足す。スペーサーを薄くする等。

(3) 両方きつい時のテクニック

両方きついなら、脛骨を切り足します。

(4) 屈曲が緩い時のテクニック

大腿骨人工関節（コンポーネント）をサイズアップすると、屈曲のみがきつくなる。脛骨の後傾を弱め、水平に切り直す。

(5) 伸展が緩い時のテクニック

スペーサーを厚くする。オーギュメント（補高）で大腿骨コンポーネントを遠位（下方）にずらす。

12 傷が赤く広がるケロイドって痛いんです

ケロイドになったら貼り薬と飲み薬があります。ケロイド体質の人は、放置すると、傷が赤く広がって盛り上がり、酷《ひど》くなると、カリフラワーのようにどんどん増殖してしまうこともあります。ステロイドのテープを貼り続けると、赤いケロイドが白く柔らかくなり、痛みもなくなり、進行が止まります。中の傷も同様に炎症が生じているものと思われます。

13 骨が削れ過ぎ、靭帯グラグラは特殊な人工関節

①セミコンストレインドタイプ
②コンストレインドタイプ
③ヒンジタイプ

内側靭帯が緩んでいる症例やX脚（外反）が著名な症例、骨欠損が著しい症例では、一般的な人工関節ではグラつきが残り歩けません。TKAでは内側靭帯がしっかりしていることが絶対条件です。正常なひざは内側靭帯を支点として外側が前後にスライドする、ピボットという動きをしていて、TKAにおいても内側がピッタリのキツさで、支点にならなければいけません。内側が緩いとグニャっと膝崩れ、膝折れ (giving way) を生じ歩けません。こういう場合には、支点を真ん中にもって来て、内外側のグラつきを制動する、特殊なデザインの人工関節が必要になります。つまり真ん中に、ある程度、上下のぐらつきを防ぐような出っ張りと凹みがあるとか、蝶番のようにヒンジになっているとか特殊な人工関節が必要になるわけです。制動の強度によりセミコンス

トレインドタイプ、コンストレインドタイプ、ヒンジタイプがあり、後者ほどグラつきを抑える力は強力です。強固な固定になればなるほど、すり減りやすく、人工関節の寿命は短くなります。それでも、ヒンジ部が折れたり、すり減ったりしない限り、何十年ももちます。

・骨が削れていない場合どうするのか？（オーギュメント）

感染で人工ひざを抜去する際、人工関節に骨が付着して取れるので、感染が治って、人工関節をまた入れるとすると、表面に貼るタイプの人工関節では、土台の骨がないので、できないわけです。重症の変形性膝関節症（OA）で一部の骨が削れてしまって既にない場合も同様です。ではどうするかというと、初回手術の表面置換タイプでなく、骨欠損部分を金属で補い、骨に貼るオーギュメントタイプの人工膝関節を用います。つまり、骨欠損を金属ブロックで補うわけです。

・骨が脆《もろ》く金属がめり込みそうな時どうするのか？
（①脛骨プレートのシンキング［めり込み・沈み込み］
②セメントのデボンディング［剥がれ・浮き］）

①リウマチや骨粗しょう症、超高齢者の人工膝関節で

は、骨質が悪過ぎて、通常の表面に貼るタイプでは、沼にズブズブとめり込んで（シンキング）いくように、骨が金属を支えきれません。

②一方セメントが骨から剥がれて浮いてしまうことをデボンディングといいます。セメントテクニックといって、脛骨にドリルでいくつも穴を開け、そこに骨セメントを染み込ませ、セメントを頭皮を洗うブラシのような形にして骨に差し込むような感じで、骨をセメントで補強し、骨とセメントを強固に固定します。それでも崩れてしまいそうな時は、傘の様に、あるいはビルを建てるために地面深くに鉄柱を差し込むように、脛骨を覆う金属（トレイ）の下についた支柱を、さらに付け加えて長くして、脛骨深くに差し込み、トレイが沈み込んだり、斜めに傾いていくことを防ぎます。手術中の骨質を感じ取り、将来のトラブルを回避すべく、適切に手を打たないと、折角人工膝手術を受けたにもかかわらず、早く壊れて、再手術になってしまいます。

14 大腿四頭筋を切開する場所について MIS、傷は小さければ小さいほどよいのか？

通常、膝蓋骨の内側を縫い代を 5mm ほど残して、下方は膝蓋腱外側、上方は大腿四頭筋（４つの筋肉）中央浅層の大腿直筋腱内側 5mm を縦に切開する、メディアルパラパテラ（内側傍膝蓋）アプローチが用いられ、当院でもこれを採用しています。この方法では、視野が良く、丸見えとなります。上下にいくらでも延長できるので何かトラブルがあった時の対応力は抜群です。

MIS といって、傷の小ささにこだわる傾向がありますが、なんといっても一生を左右するのは、手術の完成度であって、結果が最優先なはずです。見えにくいやりにくい小さな傷で正確性を犠牲にしたのでは、本末転倒です。術直後の痛みが軽い程度のメリットでは、硬膜外持続麻酔法を用いれば、痛みゼロの人すらいるので、ナンセンスな気もします。また時々設置位置の不良が出るくらいなら、私は 100 例に 100 例、確実な設置位置にできるパラパテラ切開方法を選びます。

①メディアルパラパテラアプローチ（通常の大腿直筋腱を切る方法）

②サブバスタス（内側広筋下縁に沿って切る）

③ミッドバスタス（内側広筋の繊維に沿って切る方法）

バスタスとは大腿四頭筋のうちの内側広筋。サブとは下。ミッドとは中央。パラとは横のことです。

このうち②・③が MIS です。

今では、MIS を止めて、通常の方法に戻した医師が多いと聞いています。

15 (1) ロボット手術（コンピューターアシスト手術） (2) ナビゲーション手術 (3) オーダーメイドカットガイド手術（PSI）

近年、人工関節の骨切りを正確に行うために、新たな試みが行われています。これらは術前に作った設計図に対し完璧な骨切りを目指すためのテクニックで、究極のメジャード手術といってもよいでしょう。術前のコンピューターによる設計図に対し、まったく同じに切る能力があるのであれば、これらのテクニックは一切不要になるわけですが、つまりこれらは新人がベテランと同じようにコンピューターの誘導で設計図通りに切ることができる技術です。正直、ベテランにとってはあまり必要性を感じません。これらの手術では靭帯のきつさに関しては一切考慮されておりませんので、結局テンサーを使って屈伸でのきつさを一定に調整し直すギャップテクニックをこのあとに行わないと、痛くて曲がらない、残念なひざになってしまいます。ギャップやキツさ（テンション）を評価でき、追加骨切りまでできるようになって初めて、ベテランを脅かす存在になれると思います。TKA は立位におけるひざの最高の状態を作るのが目標なのですが、術前の寝転んで撮った CT では手術の体位と完全には一致していないため、誤差があり、切ってはみたものの設計図通りピッタリ切れないこともあるのでは？　と思っています。このシステムではコンピューターロボットが勝手に切るので、この本に書いたような難しい理論を一切考えることなく、一応それなりに手術ができてしまいます。

（2）はモニターに骨切り線と切ろうとしている線が表示されるので、それを合わせてから切るわけですが、モニターと骨切りする手元が同時に見えず、ズレる可能性があります。

（3）はオーダーメイドカッティングデバイス PSI を本

当に正しい位置に載せられるなら、手術時間も道具も大幅に減って、なおかつ正確に切れると思いますが、ガイドの位置が正しくないと、間違った骨切りになってしまいます。

しかしどれも考えない手術なので、設計図とのずれが生じた時、トラブルに気づけるのか？　トラブルが生じた時に、いつも自分の頭で考えながら手術をしていないと、リカバリーショットが何も思いつかないのではないか？　また医者としても知識も技術も劣った医者ばかりになりかねないか？　という心配もあります。

・ロボット・ナビ・オーダーメイドジグ手術は道具が少なく医者も看護師も楽

（1）（2）（3）の手術では手術道具が 1/10 くらいになり、手術看護師にとっては、準備の負担も、手術中の負担も（全ての道具を細かく知り尽くしている必要がある）、術後後片づけの負担も減ります。また、医師だけでなく、看護師にとっても、手順や機械を覚える必要が減り、ベテランになってやっとできる手術助手や機械出しが、若手でもできるようになるメリットがあります。

・バーチャルリアリティ（ナビゲーションの近未来）

バーチャルリアリティで、ゴーグルをして骨切り面がそこに映し出されるとか、さらにはゴーグルなしで実際の人間の体に骨切り線が映し出されるような技術も出始めていますが、いずれも設計図通りに切りますという範疇を超えていません。ナビゲーション手術では切るべき線と切ろうとしている線がモニターに映し出されるわけで、手元とモニターを同時に見ることができませんが、バーチャルリアリティではそれが患者さんの体で可能となるわけで、プロジェクションマッピングとナビゲーション（ここを切りなさいという線が示される）を合わせたような近未来の手術です。

・iPS で再生し 3D プリンターで 究極のひざをつくり交換（夢）

将来的には自分の骨や軟骨細胞を再生できるようになり、3D プリンターで元の自分のひざを完璧に再現し、壊れたひざと交換する、などという夢のような話が現実になる時が来るのかもしれません。アンパンマンが新しい顔と交換する様にです。あるいはすり減った軟骨を iPS 軟骨液を注射して修復するような時代が来るかもしれません。

16 SCS 脊髄電気刺激療法（究極の裏技）

ひざがひどく変形し、激痛で歩けなくても、高齢や合併症で、手術ができない方も中にはいます。究極の奥の手ではありますが、実は腰椎以下の痛みを高率に抑える方法があります。SCS 脊髄電気刺激療法と言って、痛みの電気信号が脊髄を上行し、脳に達して痛みを感じているのですが、局所麻酔で脊髄に電極を挿入し、妨害電流を流し続けると、痛みの電気信号をブロックすることができ、痛みをなくす、軽くすることが可能です。当院では腰痛・坐骨神経痛があっても高齢や合併症で手術できない人、腰の術後で強い痛みが残ってしまった人によく行っている方法で、今のところほとんどの人に有効です。入院が必要で、効果も多少人によって差はありますが、体への負担は少なく、トラブルもさほどありません。この治療を行っている医師がほとんどいないことが難点です。

第6部
TKA のその後（再手術はあるのか？）

・TKA の寿命、どうなったら再手術になるのか？（グラグラ、すり減り、感染）

壊れるか、剥がれるか、擦り切れるか、感染するか、めり込むか。

棒の部分が折れれば交換です。人工軟骨が擦り切れても交換です。部品交換だけなら大した手術ではありませんが、交換時も感染だけは気をつける必要があります。

骨セメント（接着剤）で貼った金属が剥がれてグラつくと、骨が削れていくため再手術になります。シンキングといって、転倒や重労働で、脛骨のプレートが骨の中にめり込んでしまうのもダメです。骨粗しょう症のひどい人は支える骨が脆いので、転倒に注意し、骨を硬くする注射を打ち続けてください。放置すると骨が削れていきグラグラになってしまうので、ロッド（下の棒）を長くするか、制動性の強い人工関節に変えなければいけません。人工関節では（1）骨折の危険のあるコンタクトスポーツ、転落の危険性のある山登り、（2）人工軟骨のすり減りの原因となる長時間のジョギングや激しい労働、(3) 金属が高温になる可能性のあるサウナは禁止です。すり減りや剥がれは意外と症状がないので、年1回レントゲンでチェックしましょう。

・再手術のほとんどは感染

感染だけはアウトです。取り出さないと治りません。取り出す手術をして、抗生剤を混ぜたセメントスペーサー(次に人工関節を入れられるように人工関節と同じ形のものを作る)を骨に固定はしないで、挟んで置いておきます。少しずつ抗生剤が溶けて、ひざの中だけ集中的に抗生剤が高濃度に作用するのです。点滴や内服では抗生剤は全身に回るのですが、血流のないひざの中に行くのは微々たるもので、人工関節の間や裏に潜んでいる、しかもバイオフォルムという粘液・ヌルヌルに覆われ、隠れている、その上抗生剤が効きにくいMRSAなどの強い菌は、悠々自適でぬくぬくと増殖していくのです。人工関節を剥ぎ取って、ヌルヌルに覆われた強敵・MRSAを根こそぎブラシで剥ぎ取ります。さらにそこに高濃度の抗生剤攻撃です。すぐにヌルヌルを作って隠れるので、早期勝負です。ここまで行くともうゲリラ戦です。殺るか殺られるか、菌との勝負です。

皮膚の薄い人、DM のコントロール不良例、極端な痩せ、癌など悪液質の方などは免疫力が低く感染しやすく、治りにくいです。人工関節を抜いたあとは、荷重はできず松葉杖で足をつかずに歩行します。感染が治ったら、新しい特殊な人工関節を入れる手術をします。

・TKA 周辺骨折は骨折の手術

転倒による顆部骨折、顆上骨折（ひざの上、大腿骨の一番下）ではズレを戻して固定する、観血的固定術を要します。骨がつくまで足はつけません。人工関節はそのまま残し、骨がついたら、歩く練習・リハビリです。

・人工膝の天寿とは？

完璧に行われた人工関節はどこまでもつのか？　感染もグラつきも骨折もなければ、最後はどうなるのか？最後はひざの寿命が軟骨の寿命であるように、人工関節の寿命は人工軟骨の寿命、つまりすり減りです。人工軟骨が擦り切れたら再手術です。TKA をして、いくら良くなったからといって毎日長時間のジョギングをしたり、一日中歩くのはすり減りを早め、TKA の寿命を短くします。肥満もダメです。

・ポリエチレンがすり減ったら痛いのか？
放置したらどうなるのか？

ポリエチレンにもベースプレートの金属にも神経がないので痛みはありません。しかし、削れて遊びが多くなりグラグラで歩けないと思います。また完全に削れると金属が当たり、削れて、キーキー音がします。

変な音がし始めたら、TKA をしている医師を受診してください。

・ポリエチレンがすり減ったら交換手術
機種が分からないと全取っ替えの大手術になる

人工軟骨ポリエチレンがすり減ったら交換する手術が必要になります。部品交換のためには、機種名を把握しておく必要があります。金属まで削れた場合や製造中止になっている場合、機種名が分からない場合は、金属も交換する人工膝関節再置換術が必要になります。これは大手術で、骨から外すのに、骨がついてきてしまうので、残った骨は小さく削れて、表面置換型の通常の TKA はできず、骨の不足を金属で補う、オーギュメント型再置換術で、しかも制動性（グラつきを抑える機能）を備えた特殊な人工関節で作り直します。

・人工軟骨はどのくらいで削れてしまうのか？

厚さ 8mm の強化プラスチック・高分子ポリエチレンは、すり減りにくく、年間数ミクロンといわれています。1 ミクロンは 0.001mm なので、毎年 10 ミクロンとすると、1 年 0.01mm、10 年で 0.1mm、40 年で 0.4mm。7.6mm まだ残っているのです。つまり一生もつはず！ということです。しかし、錐《きり》のように応力、摩擦力が一点に集中すると、早期に穴が開いてしまいます。

・モバイルはすり減りにくく寿命が長い

モバイルベアリングが固定タイプより人工軟骨がすり減らないとすれば、痛みなく、曲がりがよく、違和感がないだけではなく、より長持ちするのではないか、と考え、採用しております。今のところ、短期成績は良好です。しかしモバイルタイプでは緩いと不安定感が残り、使えないひざになってしまうため、手術自体での丁寧な手技や確認調整、きつさの厳密なコントロールが必要となります。棒の部分の削れもないとはいえません。

・人工膝関節置換術（TKA）まとめ

人工関節の手術には

①人工軟骨の固定の違いによりモバイルタイプ（動く）とフィックストタイプ（固定）とがあります。

②（1）後十字靭帯ＰＣＬを切らないＣＲタイプ（ギャップテクニックをしないメジャード手術）と

（2）後十字靭帯を切るＰＳタイプ（ギャップテクニック使用）とがあります。

（3）これを言うとかえって混乱するかもしれませんが、ＣＲとＰＳの中間のＣＳタイプというのがあって、人工軟骨の前後が堤防のように高くせり上がっていて、その特殊な形状により脱臼させないようにしているもので、固定型とコマのように少し回旋するモバイルタイプがあり、後十字靭帯ＰＣＬを切っても切らなくてもよいのですが、切った時は屈曲が緩いと、ＰＳと違って脱臼予防のバーがないので後方脱臼したり、モバイルでは人工軟骨がスピンアウト（回旋脱臼）する可能性があります。

（4）さらに内側が深く、外側が平らな人工軟骨でメディアルピボットタイプといって、内側を支点に外側は曲がりながら滑る、より生体に近いデザインもあります。

③スペーサーブロックを挟むだけの簡易ギャップテク

ニックかテンサーを使用し、きつさを均一にする厳密なギャップテクニックか

④骨を切るコンセプトとしてメカニカルアライメント（荷重線に対し水平に切り、ひざはまっすぐ）とアナトミカルアライメント（荷重線に対しやや斜めに切りわずかな O 脚を許容する）があります。

⑤骨切りのコンセプトの違いで、メジャードシステム（術前の設計図通りに切る事を目指す）とギャップテクニック（テンサーを使用し、きつさを均一にする）とがあります。

⑥膝蓋骨を置換するのか、しないのか。

⑦術前 CT データによるコンピューターシミュレーションで設計図を作るのか、レントゲン写真で設計図を作るのか

などいくつかの選択肢があり、それぞれの医師が自分のパターンをもっています。

私はメカニカルアラインメントで骨切りし、コンピューターシミュレーションと立位下肢全長レントゲンで設計図、テンサーによる厳密なギャップテクニック、後十字靭帯を切るＰＳ、動くモバイル、膝蓋骨置換です。

改良型テンサーが、もうすぐできる予定で、すべて切り終わった結果のギャップであとから調整するのではなく、大腿骨下端と脛骨上端を骨切りした時点でテンサーで測り、それに合う様に後顆の骨切り量を計算し骨切りする方法です。切り終わってからギャップ調整の苦労をすることなく、切り終わった時点でギャップが一致するように切るため、画期的な改善が見込まれます。

第7部
誰に手術してもらうかが最重要

1 妥協は禁物、医者探しが全てを決める！
（手術数を調べよう！）

1. どこに行けば手術をしてもらえるのか？

ひざを治療してほしくて医者を探す場合、まず整形外科の医師には大きく２つのタイプに分かれていることを知らなければいけません。

（1） 1つは、注射をしたり、薬やリハビリ、装具などの保存療法をするいわば整形「内科」医（クリニック、個人病院、整形外科医院）で、

（2）もう１つは入院施設と手術室を備え麻酔科医がいて手術を主なりわいとする整形外科医です。

また手術をする整形外科医といっても手とひざ、肩と腰など構造上も治療法も全く異なりそれぞれ専門分野に分かれています。内臓が肺や心臓、消化器、泌尿器など臓器毎に別々の科に分かれているのと一緒で、整形外科も手術をする医者は、手は手、腰は腰、ひざはひざと別れています。ここが最大のポイントでひざが悪いのに手

を専門とする先生に相談をしても打開策は得られないわけです。ひざが悪い時はひざを専門とする医師を自ら探し出して、受診しなければ何も始まりません。できればひざの手術を毎年100件以上行っている医師が望ましいと思います。いくら有名でも管理職になっていたり、年齢により目が見えない、手が震える、疲れやすいなどでメスを置いていることもありますので、地位や肩書き、過去の名声ではなく、現在実際に毎年手術を行っている、脂の乗った、現役の整形外科医（ひざ手術医）を探す必要があるのです。自分の人生を決める一大事であり、自分の未来と命、大げさにいえば家族の運命を託すわけなので、医者探しを甘く見てはいけないし、絶対にここだけはこだわって、妥協しないことです。有名な先生は多忙で、手術だけはするけれど、その後は部下任せということも多いです。治療結果は手術だけで決まるわけではなく、合併症管理とリハビリ指導、この3つが成功して初めて100点が取れるわけで、経験豊富かつ真剣に親身になってくれる先生がベストです。

2023.1.23 読売新聞・病院の実力・変形性膝関節症・栃木編

1位宇都宮記念病院、人工関節置換術171件

2位○○病院104件

3位○○○大50件

4位○○○大17件

当院では2014年307件で全国で12位になったこともあります（週刊朝日MOOK『手術数でわかるいい病院』）。ちなみにこれは病院ランキングで上位はどこも、数十人もの整形外科医のいる病院ばかりです。

2. 患者さんのススメはあてになるのか？

「あそこに行って注射をしたら治ったよ」などといろいろと勧められることもあるかもしれません。しかし素人である患者さんの評判や勧めは印象、個人の感想が多く眉ツバです。話をよく聞いてくれ、何もしてくれなくても、説明が丁寧だったり、ニコニコしている先生の評判は高く、逆にいくら腕が良くても、愛想の悪い先生、口数の少ない先生、説明をしない先生の評判は悪かったりします。つまり実際の医者の実力と評判は違うということです。一人の素人の意見は先入観や印象に左右され、感情が入り込みます。また、重症度の違う人のアドバイスはまったくあてにならないと思います。ただ手術によって完全に治った、などの事実（エビデンス）がいくつもある場合は参考にして良いでしょう。

3. 医者との相性も重要

一生の付き合いともなる手術をしてもらう医師は、手術という困難を共に乗り越えていかなければいけないパートナーともいえるわけですから、相性の悪い先生はやめておくべきです。説明したがらない、質問に答えない、上から目線で威張っていて、命令口調、頑張っても褒めてくれない、行き詰まっていても励ましてくれない、合併症を説明しない、心配していない、気に掛けていない、患者さんに興味がない、共感できない人とパートナーを組むというのは、先が知れています。大丈夫、大丈夫！　必ず治るから、とリスクなどを説明しない、軽く考えている医師も、慎重さに欠け、考えものです。

4. リハビリと合併症対策がおろそかな病院はボツ

またリハビリに力を入れていない病院で手術を受けるのは望ましくありません。土日はやらないとか、担当制のためスタッフが休みだとリハビリが休みになるとか、退院するとリハビリが受けられないといった病院はよくありますが、少なくとも手術を受けるのには適していません。ただし外来通院リハビリができる病院でも、算定期間といって手術して150日が限度になります。入院中は土日も休みなく外来でも週1～2回出来るのが理想です。また高齢者や合併症のある人は、手術自体がうまくいかないことを心配するよりは、（慣れた人がやれば手術がうまくいかないと言うことはまず考えられない）手術以外のトラブルでつまずくことを警戒したほうが賢明です。多くの人が術後に罹患する深部静脈血栓症の管理ができるかどうかは極めて重大なポイントなのですが、血栓の検査すらしないところも少なくありません。血栓は命にかかわることがあることを知っていてほしいのです。血栓の治療ができる循環器の医者が常勤していることも大切です。感染やリハビリ不足、心臓などのトラブル、糖尿病の管理不良などが結果が悪くなる原因です。また高齢者はさまざまな発作が出て急変することもありますので、やはり心臓や脳、消化器、糖尿病、救急、ICUなどさまざまな分野を見る実力のある病院、横の連携が取れている病院を選ぶべきです。その点では単科病院（人工関節センターや整形外科病院等）よりは、総合病院のほうが安全です。

5. 手術を依頼する病院、医師を選ぶポイント

①年間 100 例以上の人工膝手術をしているか？（医者だけでなく、手術室スタッフや病棟看護師、リハビリもそれなりのレベル）

②クリーンルームでの手術か？（当然、人工関節はクリーンルームでなければ感染します。）手術室が一つしかないのは、他科と共用になっているため感染対策として考えると避けるべきです。

③リハビリ科はあるか？理学療法士は多数いるか？土日もやっているか？担当制か？退院後も掛かれるか？

④常勤の麻酔科医はいるか？何人いるか。（手術中の命は麻酔科しだい、麻酔科が優秀でないと、合併症がある方や超高齢者は手術ができない。）

⑤手術して退院後も手術した先生の外来通院はあるのか？術後は若い先生の外来になるのか？

⑥ ICU はあるか？（合併症がある方、超高齢者の全身管理のプロです。ピンチになると集中治療室に行きます。）

⑦常勤の心臓血管外科医はいるか？（パート、非常勤でなく）（膝窩動脈損傷や動脈閉塞、肺塞栓症など

ピンチの時に救ってもらえる）

⑧常勤の循環器内科医はいるか？緊急の心臓カテーテルはできるか？（心臓の発作が出たら、心臓カテーテルすれば治せる）

⑨内分泌内科（血糖値を下げないと感染する。手術をすると血糖値は乱高下する。みかんやイチゴと同じで甘いものは腐りやすい）

⑩透析しているか？　緊急透析はできるか？

⑪常勤消化器内科医はいるか？緊急内視鏡はできるか？胃潰瘍による吐血に対応できるか？

⑫常勤消化器外科医はいるか？胃穿孔に緊急対応できるか？

2 人工膝術後の屈曲不良３大原因

①きつさ（ギャップ）の調整不良。

②脛骨と大腿骨の正面が合っていない場合。

③ひざが伸びたまま固まっていた場合。

③では TKA をしても前方（大腿四頭筋～膝蓋骨～膝蓋腱）が縮んで、固くなっており、曲がりません。無理

して曲げると膝蓋骨骨折、膝蓋腱断裂を生じます。

3 結局人工膝関節をするとどうなるのか

基本、痛みが取れ、ちゃんとトレーニングすれば杖なしの正常歩行ができます。正座はできません。ひざの曲がりによってしゃがめる人としゃがめない人に分かれ、和式トイレができない人も稀にいます。自転車はほとんどの人ができます。階段は通常問題なく、運転もできます。ゴルフ、グランドゴルフ、卓球はできます。ジョギングもできますがすり減りの原因となるのでやり過ぎないようにしてください。正座以外は全て普通ですが、椅子の生活になります。外から見てもまったく分かりません。

第５章

外来・入院・手術・術後とリハビリ

1 初診からの経過

初診→検査→家族説明ＩＣ→オペ申し込み

ここからは当院の場合を紹介します。病院によって違いはあります。

１日目　まず受診です。何が起きるのか不安でしょう。「ちゃんと調べる！　悪ければ治す！　それで一生治るんだ！」という覚悟、決意をもって来院ください。手抜かりなく、事故なくやりたいので、細かく徹底的に調べます。待ち時間も長く、検査も多く、1回や2回の来院で心が折れて諦めてしまう人や、待ち時間に耐え切れない家族も出てきます。治すまでなんとか食らいつきしがみついてください。軽い気持ち・希薄なモチベーションで来院し、精査も分析も希望せず、「私と合わない」と帰ってしまう人もいます。

初診時はお薬手帳と保険証（受診の時はいつも）を持参下さい。まず病院の受付です。私の場合には月火水金の午後１時になります。紹介状は不要ですが、病院によっては紹介状がないと診てくれない先生もいます。また大きな病院になると紹介状がないと初診料が少し高くなります。受付から整形外来に移動し椅子に座って待ちます。予診表に記入し受付に提出します。看護師が予診の確認に伺います。病状、いつからか、きっかけはあるか、既往歴、手術歴、持病、治療歴、飲んでいる薬、などを確認します。私の外来は予約制ではありますが、常にオーバーブッキング状態で県外からの患者さんも多く、予約時間よりかなり遅れてしまうのが現状です。待ち時間が長いことを説明し、承諾をいただきます。初回は本人だけでも大丈夫です。超高齢者や歩けない方、理解力に自信のない方、認知症が入った方はご家族の付き添いをお願いします。待っている間に私が出演したいくつかのテレビ番組と私の講演をまとめた録画を見てお待ちいただきます。これはこの病院はどういう治療をしているか、外来の様子はどうか、病棟の様子はどうか、手術の様子はどうか、リハビリの様子はどうか、どんな治療をしているのかなど、知っていただくための自己紹介であり、私が何をやってる医者なのかをはっきりと分かっていただいたうえで受診していただくほうが、やっていることと求めていることの差がなくなり良いと思い、名刺がわりに見ていただいています。またご家族にも当院を知っていただいてから説明に臨んでいただきたいので、見てもらいます。診察室に呼ばれ、待ちます。隣の部屋で私が前の方の説明をしておりますので、新聞や雑誌など、私が解説を載せた記事のコピーを読んで待っていただきます。一部をお持ち帰り用にお渡しします。家に帰ってからも、私がどんな治療をしている医者なのか、どんな考えをもっているのか、来院していない御家族にも知っていただくためです。私の外来診察は複数の部屋を使用し、患者さんに待機してもらい、私が移動して隙間時間をなくしています。私が説明と診察と方針決めだけに専念できるように、専属の秘書と看護師にサポートしてもらい、サマリーの作成、検査予約、次回外来予約、診断書の下書き、照会状、紹介状の仕上げなどをしてもらっています。初診時、私から病状、治療歴、合併症、飲んでいる薬等再度確認を行い、患部を見せていただいたり歩くのを見たりします。

①そしてまずレントゲン②次に採血。（大きな病気はないか？　腎臓が悪くないか？〈腎機能が悪いと薬を出せなかったり選ばなければいけなかったりします。〉通風で痛いのか？　ばい菌が入って痛いのか？　それらを血液検査で除外します）

骨の形は個人差が大きいためレントゲンは痛いひざだけでなく、両ひざを撮ります。高齢の場合はひざが悪いと、腰や股関節も悪くなっていることが多いため、疑いがある場合は腰や股関節のレントゲンも撮ります。レントゲンの結果を説明し、③悪いところがあれば、MRI、CT などの精密検査を行います。④大きな治療が必要な場合は内臓の状態を確認するため心電図、胸部レントゲン、肺機能検査（スパイロ）を行います。⑤心電図で異常がある場合、さらに心エコー⑥静脈血栓の疑いがあれば、下肢エコーなど精密検査を行います。MRI や CT が終わった時点で改めて家族に来ていただき説明を行います。初診日に MRI をやるとなると 6 時位までは予約が埋まっていますので、予約の患者さんが終わったあとの検査時間になります。痛みが強い場合には採血結果を確認後、痛み止めや湿布、座薬などを処方します。骨折や感染など緊急性がある場合は本人しかいなくても、その日の予約患者のあとに説明します。

2日目　MRIなどの検査をし、予定された検査が全て終わったら、家族と一緒に説明を聞く受診となります。残りの検査をした夜に説明を聞く場合が多いですが、待ち時間が異様に長くなります。何度でも来られる方は、改めて説明の日を設けることも可能です。説明の予約は6時で、時間を掛けてじっくり説明したいので最後にしています。私の場合、外来は月火水金午後2時30分からで午後の診療はまず①初診の方。②次に県外の術後再診、③超高齢者の術後再診、④そのほかの術後再診、⑤最後に家族への検査結果説明の順で行っております。予約はありますが大抵1〜2時間は遅れます。説明は重症だと30分掛かることもあります。手術の申し込みまでする方はその後、スケジュール設定や看護師からの説明などもありますので、帰りが10時11時になることもあります。家族への検査結果の説明をインフォームド・コンセント（ＩＣ)、ドイツ語ではムンテラ（ＭＴ）といって、全ての方針を決める最も大切な日になります。重要な説明なので当然家族全員に聞いてほしいのです。ここに参加した人をキーパーソンとして、以後全てはその人への説明となります。説明を聞いていない人はあとから参加は基本できません。大抵後で揉めるのは、説明を聞きに来なかったお子さんです。高齢者の場合、お子さんの同意がないと大きな治療は引き受けられないので、夫婦だけでなくお子さんに話を聞きに来て欲しいのです。家族は6

時に来れば十分です。本人は検査の時間前に来てください。予約時間の２時間も３時間も前に来て、まだかまだかと騒ぐ家族がおりますが予約時間の30分前くらいに来院いただけると助かります。説明では検査結果画像を一緒に見ていきながら、現在何が起きているのか、将来どうなっていくのか、今何が必要なのか、手術が必要なのか、それはどういう方法でどんな経過でメリット・デメリット・リスクは何なのか、体に悪いところがあるのか、合併症・持病は手術に耐えられるのか、ということを説明します。検査画像は選んでプリントして、解説の紙と共にお持ち帰りいただきます。その上で手術が必要な人は希望があるかどうかを確認します。もともと手術希望で来院し、説明に納得していただいた方は、手術の予約へと移ります。家に持ち帰り相談してきて3回目の診察で決めることもあります。重症でもオペを希望しない場合は保存療法（現状維持療法）を行い、一年後の検査予約をします。保存療法の途中で痛みが悪化した場合は予約日を待たずに、私の外来に来ていただきます。激痛、感染、骨折疑いの場合は予約が取れなくてもいいので、できるだけ早く外来にいらしてください。緊急性がある場合、痛みが強い場合は予約なしでも診ます。

実際に外来で使用している冊子

高位脛骨骨切術（HTO）

※変形性膝関節症中期

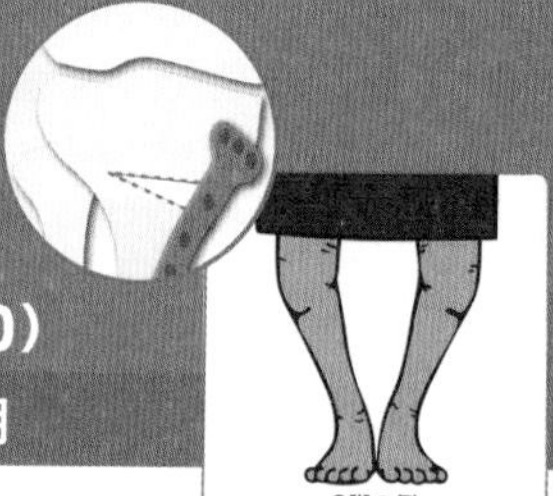

O脚の例

外側は軟骨がある

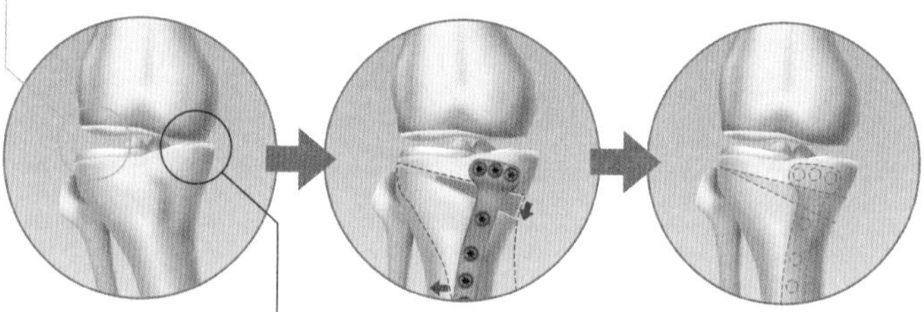

内側だけ軟骨が無い

開いて人工骨を入れ
プレートで固定する

骨癒合したらプレートは
除去する。人工骨は
徐々に骨に置き換わる

特徴

・膝の可動域が良い
・自分の骨が残る
・運動が再開できる可能性がある

リスク

・感染・偽関節
・肺塞栓・深部静脈血栓症
・痛みが取れない事がある

適応

・内側の関節だけが壊れている
・可動域が良い

寿命

・外側の軟骨がすり減るまで
・悪化したら人工関節

リハビリ

・２週　部分荷重（退院）
・４週　全荷重（予定）
・１年後　プレートの抜去術

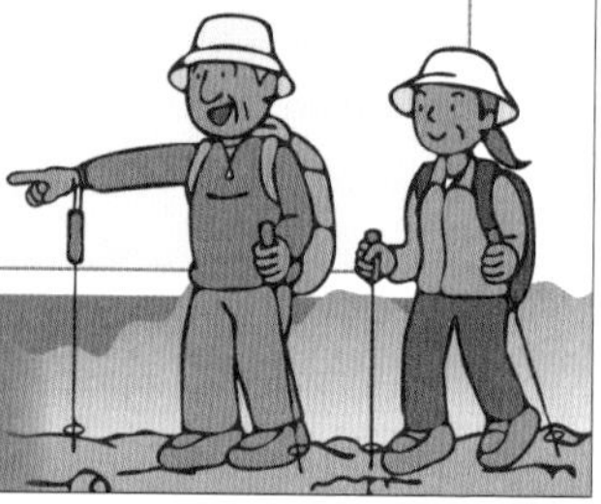

お気軽に当院の専門医にご相談下さい。

【監修】社会医療法人中山会 宇都宮記念病院 副院長 三輪道生先生
オリンパステルモバイオマテリアル（株）

単顆型《たんかがた》人工膝関節置換術（UKA）

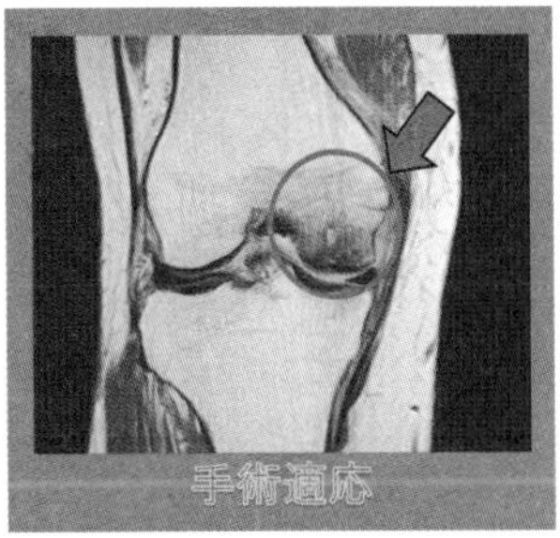

≪適応≫

①内側だけ壊れている方
（靭帯と外側の関節の状態が良いこと）

②可動域が良いこと
（膝がちゃんと伸びる、深く曲がる）

③術後、一生激しい運動・労働を行わないこと

④O 脚変形が軽度であること

⑤６５歳以上の方（理想は 70 歳以上）

重症は全人工関節、軽症は単顆型人工関節

●内側の骨の表面を上下とも削り、金属で覆います

●全人工膝関節置換術と比べ、術後の痛みが少なく経過が良いのが特徴です

※術中の状態により、全人工膝関節置換術に変更する場合があります。

術後レントゲン写真

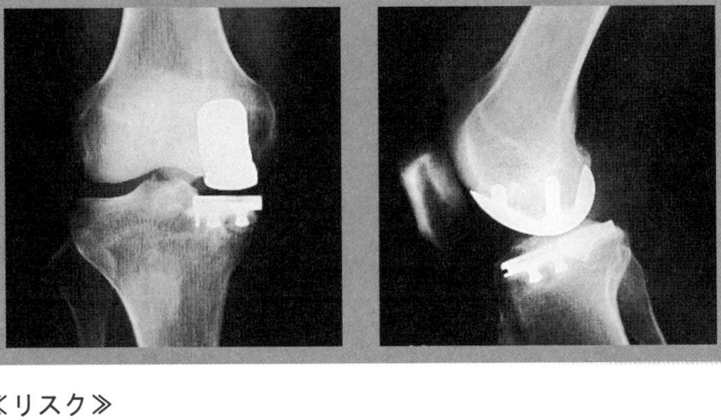

≪リスク≫

●感染、転倒、肺塞栓症、深部静脈血栓症などに注意が必要です。

●術中・術後ともに、ずれ、ゆるみなどの不具合が出た場合は、全人工膝関節置換術を行います。

人工膝置換術（TKA）

加齢や筋肉の衰えなど、様々な要因から正常な膝にある軟骨がすり減っていき、下記の写真のように重症化していきます。

≪立位レントゲンによる症状の経過≫

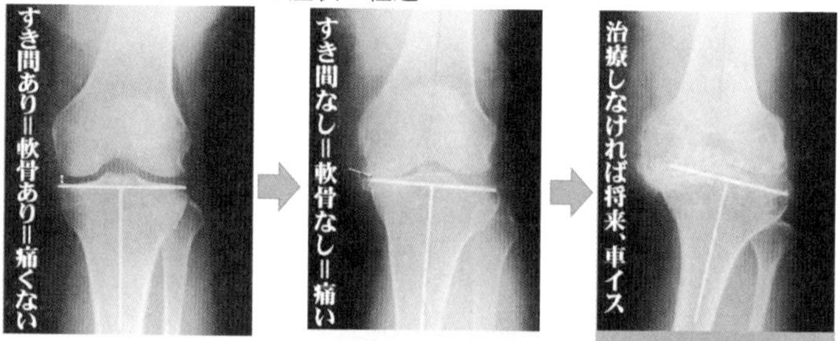

正　　常

異　常
（軟骨なし、骨が露出）

重症例
（骨まで削れている）

術後例

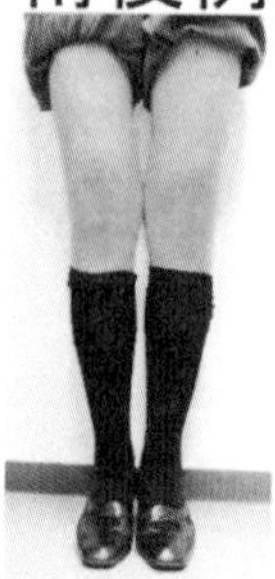

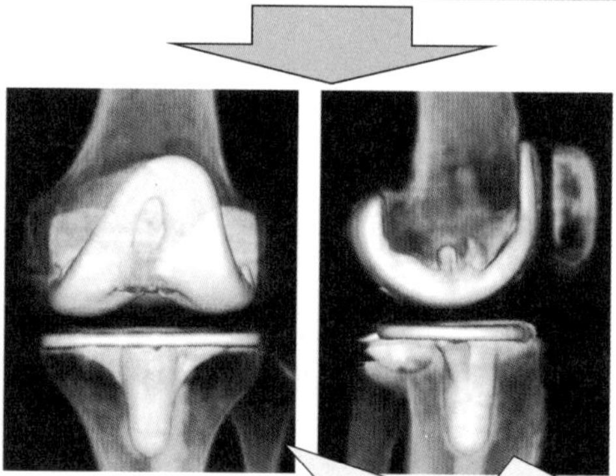

手術時間：70 分～（両足で 2 時間半）

術中出血量：少量

術中の痛み：なし

翌日から歩行練習、リハビリ開始。術後は、正座不可。サウナ禁止。

虫歯の悪い部分を削り、歯に金属を被せる治療と同じ

前十字靭帯(ACL)再建術

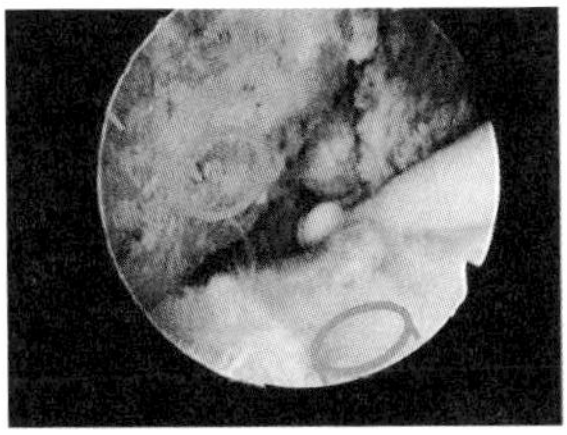

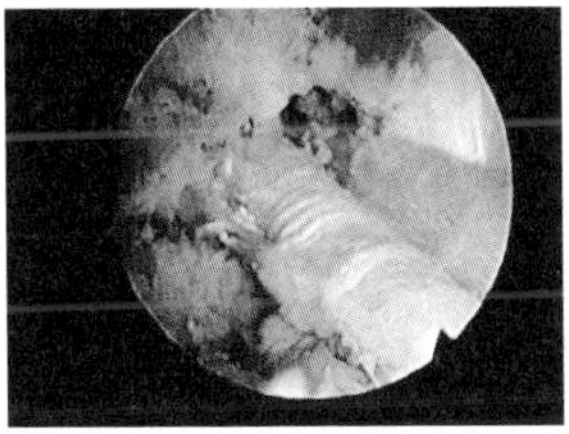

膝関節の中にある前十字靭帯が断裂した場合、自然治癒は難しく手術が必要となります。（壮年以降は症状による）

≪手術方法≫

内視鏡（関節鏡）を用いて手術を行います。

①移植する靭帯を採取します。

（膝蓋腱中央 1/3）

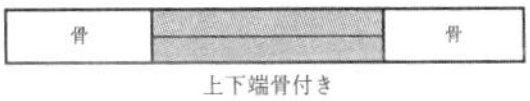

②脛骨と大腿骨に移植靭帯を通す穴を開けます。

③骨の穴に移植腱を通し上下で止めます。

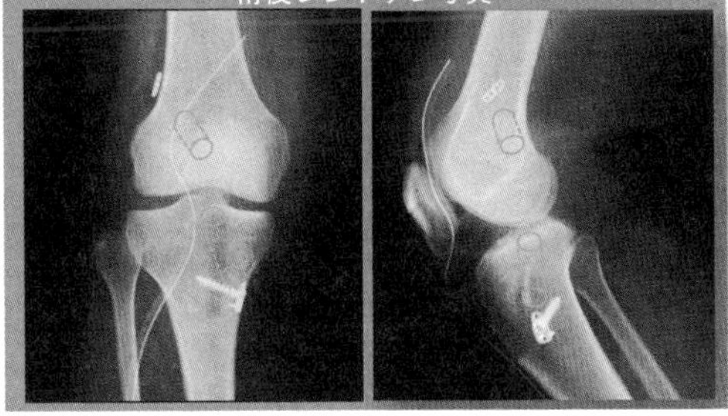
術後レントゲン写真

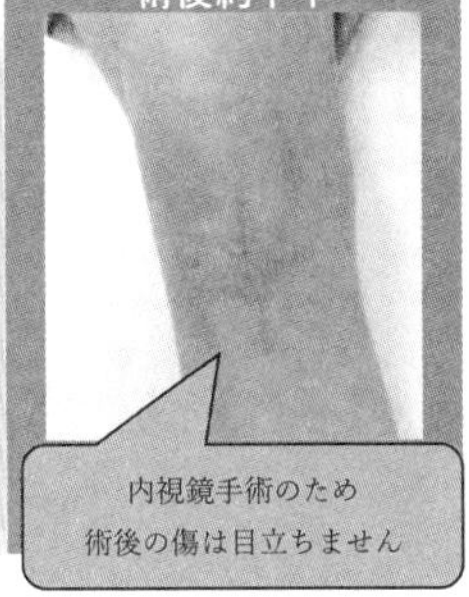

術後約半年

入院期間は 1〜3 週間です。

≪術後の予定（プラン）≫

・3 週から部分荷重

・2 ヶ月からエアロバイク

・3 ヶ月から装具を着用しジョギング

・5 ヶ月から装具を着用し軽いスポーツ復帰

※経過により前後します。

2 手術を希望したら次は何をする？

（全身のスクリーニング）

全身の検査をしていない方は採血、胸のレントゲン心電図、肺機能検査（肺活量）を調べます。歩けない、足がむくんでいる、採血でDDダイマーが高い（血液ドロドロ）人は下肢深部静脈血栓症DVTを疑い、下肢エコー（超音波）検査を行います。

（1）また心電図や胸のレントゲンで異常がある場合、心臓に既往歴がある場合、胸が痛くなるなどの症状がある場合は、心エコーUCGを行い心臓血管外科（通常は循環器内科）の先生に検査、評価を依頼し、改めて予約を取って受診していただきます。必要があれば造影CTで冠動脈の評価をしていただき、冠動脈に狭窄があれば循環器内科に再依頼し、入院して心臓カテーテル検査（心カテ）を行い風船で膨らませ、ステントといって金属のメッシュを入れ再狭窄を防ぎます。ステントが血栓で詰まらない様に血液サラサラ（アスピリンなどの抗血小板薬）を内服します。血液サラサラを飲んだまま手術をすると血が止まらず出血多量で思わぬ事故を生じます。ステントを入れるとサラサラを止められないため少なくとも半年は手術ができません。

一般的に、整形外科では血栓や冠動脈の検査をすることなく手術になることが普通です。狭心症や心筋梗塞は、起きやすいかどうか、発作の可能性があるのかは調べれば分かることで、発作が起きてから対応していたのでは、手遅れになってしまいます。特に超高齢者や血管病である糖尿病や動脈硬化がある人は心臓の血管が詰まっているリスクが高く、当院では検査を事前に行い、心臓をしっかりチェックしています。

心臓に異常があるかどうかを知ることは手術のためだけではなく、人生においても大きな意義があります。もちろん、疑いのない人は精密検査は不要です。心臓は筋肉の塊で、血液を全身に送り出すポンプの役割をしています。血液が中に入っていますが、そこから酸素と栄養をもらうわけではなく、3 本の冠動脈からもらっているのです。冠動脈が狭くて詰まりそうだと、狭心症といって胸部痛発作が出やすく、完全に詰まると心筋梗塞になり心臓の筋肉が壊死し、一部が動かなくなります。発作時は救急車を呼ぶほど激痛で死に至ることもあります。人間ドックのオプションでは心エコーまではありますが、造影 CT やカテーテル検査はありませんので、人間ドックですら調べないようなことまで疑いがあれば徹底的に調べます。

（2）また徐脈性の不整脈等ではペースメーカーを先に入れなければならなかったりすることもあります。術中だけ経皮的なペーシングが必要になることがあります。麻酔をかけると、血圧が下がり、少し徐脈になるので、心拍数が減り過ぎて危険な不整脈が出たりする可能性もあり、術前の循環器評価と麻酔科の先生の実力がこういう時こそ重要になります。

（３）大動脈弁狭窄症など、ひどい弁膜症の場合には弁膜症の手術を先にすることもあります。心臓が悪い場合には手術に耐えられず、命に関わるため、心臓を治してから発作が出ない状態を担保したうえで、手術に臨んでおります。

（4）深部静脈血栓症（DVT）が見つかれば、血栓が飛ぶと肺で詰まり（肺塞栓症、PE）呼吸不全になり命に関わるので血管外科の先生に相談します。血栓を溶かす薬（抗凝固薬）を飲んで、術直前だけ点滴に変えて、手術を行います。あまりにも血栓が大きい場合には股の付け根から大静脈にカテーテルを入れ、フィルターを挿入し、下半身から飛んでくる血栓をキャッチし、肺塞栓にならないよう、発作が起きないよう担保したうえで、手術に臨んでおります。この治療ができる病院は滅多にないと思います。肺に血栓が飛んだ時は、重症の場合、心臓血管外科の先生に依頼し血栓回収をカテーテルで、それでダメなら手術を試みて頂くことになりますが、術前から手を打っているので、下肢血栓があってもほとんど肺塞栓症を発症していません。心臓発作と肺塞栓症は死に至る可能性のあるもので、この検査と予防とが最も大切であると共に、発作時に緊急治療ができる病院なのか、救急車を呼んで転送して、次の病院で一から検査なのかで運命は大きく変わります。若い方でもなることがあります。深部静脈血栓症は特に手術後になりやすく、何日か臥床して動かなかった場合は、歩き始める前に下肢エコーをして、血栓の有無を確認してから歩行を開始しています。通常、手術の際は、手術室に歩いて向かい、手術翌日から歩くので、当院の手術は基本寝たきりゼロです（腰の手術も人工股関節も術翌日から歩行します）。術後は足やふくらはぎをエアーポンプでマッサージを続けます。気になって眠れないという人も稀にいますが、命には代えられません。うっ血しないよう、圧迫ストッキングまたは圧迫包帯を行います。術後は調べてみるとかなりの数の人に血栓ができています。呼吸障害が出たとき治療ができる心臓血管外科専門医がいない病院では発作が起きた場合本当に怖いことになると思います。

3 糖尿病、心臓病、間質性肺炎など持病の照会状
➡院内コンサルタント（専門医に評価と併診を依頼）

（1）糖尿病、心臓病、間質性肺炎など重症の持病がある場合は、照会状を書き、現在の病状、周術期の注意点等、返事をいただきます。また当院の専門医にコンサルトし受診していただくことになり通院日が増えます。特に糖尿病は全例、糖尿病専門医に一緒に受け持っていただく形になります。

（2）リウマチなどで免疫抑制剤の注射を打っている人やステロイドを飲んでいる人も、照会状を書いて返事をいただき、病状確認を行います。ステロイドを使っている人はステロイドカバーといって術後ステロイドを大量に入れる必要がある場合があります。

免疫抑制剤の注射やステロイドは免疫力が弱くなるため感染しやすく、リウマチの注射を手術前後休んでいた

だくこともあります。

4 手術の日程が決まってからの経過

(1) サポートセンター (オリエンテーション・各種手続き)

後日、サポートセンターでオリエンテーションを受けてもらい、スケジュール確認や準備するものの説明、薬のチェック、入院など各種申し込みなどをしていただきます。情報量が多く煩雑なので家族同伴でお願いします。設計図用の CT (シミュレーション用)、立位全長 Xp、10cm スケーラー (メジャー) 入り Xp を撮ります。お薬手帳と飲んでいるサプリメントを全て持参し、薬剤師による薬剤指導を受けていただきます (血液サラサラのチェックなど)。術後 2 カ月ほど動く時に使用する装具 (転倒などの際に靭帯を保護するため) の型取りをしたり、血液型、ウィルス、凝固能等手術が決まってからやる血液検査を行い、外来で、最終的な手術の意志を確認、検査データ、持病、内服薬を再チェックし手術承諾書、輸血承諾書、自己血承諾書等の書類をお渡しします。これらは持って帰ってよく読んでいただきサインをして入院をしてから提出していただきます。自己血承諾書は採血当日持参し担当看護師に提出してください。

そして、ダブルブッキングや予約もれがないか予定表を確認します。血液サラサラを飲んでいれば止める日を伝え、止める前日に看護師から本人に電話をして薬を飲まないことを確認します。血液サラサラを止めずに飲んでいると必然的にオペは延期となります。

(2) 麻酔科受診

麻酔科外来を予約を取って受診していただきます。サポートセンターが先で麻酔科とは別の日になります。術前データのチェック、合併症の確認、合併症対策ができているかの確認、麻酔方法、麻酔に伴うリスク等について説明があり承諾書を渡されます。ここで合格が出ないと手術はキャンセルとなります。家族同伴でお願いします。

(3) 自己血貯血（オプション）

希望がある場合には別の日の予約になりますが、自己血貯血を行います。手術中はタニケットといって、太ももを縛って手術するので、ほとんど出血はありません。

手術後、骨切り面や切開した肉などから多少の出血があります。出血が多いと貧血になりヘモグロビンという値が 10 を切ると輸血を必要とします。貧血が進むと全身の酸素が減り、臓器への負担が増え、傷の治りが悪くなり、感染に弱くなります。片ひざは輸血になることは少なく、両ひざだと半分くらい輸血します。自己血は他人の血（献血の血でウィルスなどはチェックしてあるもの）が嫌だという人で、80 歳未満、通院回数が増えてもいい方、貧血のない方、太い血管がある方が対象になります。献血のように自分の血液を 400cc 採取し病院で保管し、手術の際に輸血をします。2 回（400x2）自己血を取る時は 1 週間以上空けます。貧血が進みますので造血剤を使用します（1 回の人は増血剤は使えません）。自己血貯血した人は必ず返血します。

自己血がない方は献血の血液を用意し、手術に臨みますが、ヘモグロビンが 10 未満でなければ輸血はしません。

(4) 鼻腔培養

鼻の中に MRSA・MRSE・MRCNS など悪性の雑菌がいないか調べます。いれば除菌をします。手術で最も嫌な合併症が感染で、元々自分の体に寄生している菌が1週間入浴できない間に増殖し、感染すると考えており、元々もっている保菌をいかに減らすかが重要です。多数回手術で抗生剤の使用歴がある人、免疫力が低下する疾患のある人、免疫力が低下している超高齢者、蓄膿症や鼻炎がある人が対象で、症状がない人は保険が効かず3500円かかり、保険治療と同じ日にはできません。

合併症があると通院日は増え、ここまで行くと手術にたどり着くまで、忍耐勝負になります。

ただ、手抜きをするとあとで痛い目に遭うだけなので、面倒くさいことをいかにめげずにきちっとやるか、妥協しないか、お互いに精神力が試されるところです。一例一例全力かつ真剣勝負です。

(5) ＰＣＲ検査（冬季はインフルエンザ検査も）

手術の前々日の午前、ＰＣＲ検査を行いマイナスであれば翌日つまり手術の前日13時入院となります。入院当日は朝、下剤を飲み、お風呂に入ってから来院してください（5類になると変更の可能性あり）。

5 手術待ちはどのくらいか？

私の場合、平日は毎日手術を行っており、手術待ちは通常２～３週間程度です。外来は月火水金の午後と土曜の午前（土は家族ＩＣ外来で、完全予約制）です。一般的には週２日手術で、外来も初診と再診の週２日くらいです。病院の事情によりますが、有名な先生だと外来受診も手術も数カ月待ちということもあります。

手術が多いということは初診や術後の再診者が多いということです。自分で最後まで診察したいとの思いから毎日外来をすることで対応しています。

6 遠方県外から来る人の場合

ただ、遠方県外から来院する人の場合などは少し詰めて対応します。初診の予約を取ってもらったうえで①初診→受付→診察→検査→ホテル宿泊→②翌日家族説明ＩＣ、手術の必要ありかつ希望があれば→手術予約→当日オリエンテーションとなります。ここまで１泊２日。持病があり、照会状、院内コンサルタントが必要だと改めて泊まりで来てもらい、それから手術予約をします。

さらに③手術２日前に麻酔科、ＰＣＲ（インフルテスト）、ホテル宿泊③前日入院となります。つまり合併症さえなければ１泊２日（前泊、後泊するなら３泊４日）が２回です。ご家族はＩＣと麻酔科、手術日はご来院ください。

7 入院時の持ち物

①マスク

②ハーフパンツ４～５枚（中高生が体育で使うようなジャージの短パンです。リハビリに使用します）

③日本手拭い。片方なら２本、両ひざなら４本です。

④ 500ml ペットボトルの水またはお茶、１ダース 12 本。術後は自動販売機に水を買いに行く余力はありません。転倒などの危険が出ます。水道水も汲みに行くのに立ち上がって動かなければならず、やはり転倒の危険が出ます。ペットボトルの水を手元に置いて尿路感染症予防、腎不全予防、血栓

予防のため１日３本（1500ml）は飲水してください。

⑤アルコール入りの除菌ウェットティッシュ。手術をすると１週間以上お風呂に入れません。体は蒸しタオルで拭いていただく形となります。感染を防ぐためにはアルコール入りタオルでも体を拭き肌の常在菌を増やさないことも大切です。石鹸手洗いアルコールも大事です。

⑥内科などの薬を１カ月ほど用意してください。他院からもらっている内服薬を手術の前にもらいに行ってください。入院中になくなった場合、家族が他院に薬を取りに行くことはできません。また入院中にお薬がなくなった場合、当院から出すわけですが、同じ薬が採用されている可能性が低く、多少種類やメーカーが変わり、思わぬ事故が起きることがあります。いつも飲んでいる薬をそのまま続けることが最も間違いありません。

⑦リハビリ用の運動靴（室内用）

新品、または履き慣れた靴を洗って持って来てください。スニーカーでもOKです。汚れたもの、泥がついたものは感染の原因となり、不可です。革靴やヒール、サンダル、スリッパは転倒の原因となるため不可です。

⑧レンタルウェア、下着

パジャマやスポーツウェアを持ってきていただくこともありますが、コロナの現在、面会ができませんので、レンタルを利用される方が多いです。レンタルウェアは毎日交換されます。またフェイスタオルとバスタオル２枚が毎日つきます（1日352円税込）。感染を考えると毎日同じパジャマを着るよりずっと清潔です。パジャマなら新品を７日分用意してください。洗ったパジャマや下着でも雑菌がついています。少なくとも毎日変えてほしいです。下着はお風呂に入れない１週間ぐらいは使い捨ての紙パンツを使用される方もおります。紙パンツを穿いたからといって、そこに排泄するわけではなく、トイレに行き通常のように過ごすわけです。そしてそれは毎日捨てて新品を穿きます。膀胱炎などの感染を考えると紙パンツも不快でなければ、雑菌はゼロなのでありだと思います。

8 手術までにやってほしいこと

①鼻腔洗浄、鼻の中に雑菌がいます。

手は洗う、歯は磨く、鼻は？　洗浄液がドラッグストアに売っています。

②殺菌成分の入った薬用石鹸で全身を、さらに臍もちゃんと洗ってください。

③歯のクリーニングを歯医者さんでしてください（歯石には菌がいます）。

9 ワクチンについて

　集団生活をするため冬季はインフルエンザのワクチンを任意ではありますがお勧めしております。冬季はＰＣＲと共にインフルエンザ検査も入院前に行います。またコロナのワクチンに関しましても、百歳の骨折の方なども入院しておりますので、お互いの命のために、ウィルスをできる限り持ち込まない最大限の努力をしております。任意ではありますが重症化を防ぐためにもワクチンを推奨しております。コロナワクチンを打つと２週間手術できません。手術日が決まったら２週間前までにワクチンを打ち、２週間を切ったらワクチンは打たないでください。退院後はワクチンＯＫです。

10 入院してからの経過

手術前日 13 時入院です。お風呂を済ませてから来院ください。感染予防のため、入念に薬用石鹸で全身を洗ってから来てください。入院後手術承諾書等の書類を看護師に提出してください。当日は医師からの説明はありません。

11 手術当日の流れ

朝患者さんのところに行き、手術の説明と健康状態の把握を行い左右確認のため手の甲に油性のマジックで丸を描きます。朝一の方は９時に手術室に出発です。それまでにトイレと着替えを済ませておいてください。ご家族の方はコロナで面会ができませんので麻酔の始まる時間９時過ぎに来院していただき１階で申告し、待機していただきます。以前は朝の説明を病室にてご家族同席でしていました。

12 手術室に入ってから

手術室に行くとモニターをつけ点滴をします。麻酔は麻酔科専門の医師に一任です。横向きになり硬膜外チューブを入れます。腰椎麻酔を同時に行うこともあります。痛みを取るのは基本、腰椎麻酔（脊椎麻酔、下半身麻酔、部分麻酔）ですが、呼吸を止めない程度の静脈麻酔またはガス麻酔を行い、手術中は眠った状態です。複数の麻酔を組み合わせます。

手術スタッフと共に私が、手洗い（ひじから先の消毒）をする間、タニケット（太ももの駆血帯）をつけ別の看護師が患者さんの足全体を消毒ソープでブラッシングします。アルコール消毒後下肢全体をイソジン消毒した後ドレーピングといって足だけを出して全てをディスポ（使い捨て）のシーツで覆い、イソジンドレープ（フィルム）を貼り、手術方法の確認（タイムアウト）をして手術が始まります。私の場合左ひざを先に行い、続けて右ひざを行います。手術時間は片ひざ 70 分平均、両ひざで 140 分程度です。手術が終わるとレントゲンを撮り、ギプスシーネ（板）を後面に当て麻酔を覚まします。手術中は意識がなく、痛みがゼロで音も聞こえません。目が覚めたときには手術が終わっていますが、下半身麻酔はまだ効いており（6 時間程度で覚めます）、痛みはなく、足も動きません。ある程度意識が戻り呼吸がしっかりするまで待ちます。腰の手術をしている方や腰の変形がひどい方、肥満の方は腰椎麻酔ができませんので全身麻酔になります。口から肺に管を入れ人工呼吸器につなぐやり方で、声が出にくい等の症状がしばらく続くことがあります。麻酔が覚めてレントゲンの異常がなければ控え室の家族に手術結果とレントゲンの説明と注意すべき合併症と今後の予定と退院見込みを説明します。

13 手術後の経過とリハビリ

手術室の入り口に移動していただき、患者さんをお迎えしてもらい、病室に戻るエレベーターに乗るまで、見送りし、ご家族はここでお帰りいただきます。重症の持病がある方はICUに入室。ない方は病棟に戻ります。

当日は食事が取れません。点滴で栄養、水分を補い、痛み止めと抗生物質を投与します。痛みが強い場合には座薬や注射などで対応します。痛みを我慢する必要性はありません。痛みが強い場合の指示はあらかじめ看護師にしてあります。手術当日に注意すべき事は①誤嚥②エコノミークラス症候群（深部静脈血栓症）③腓骨神経麻痺④転落です。

仰向けで痰が出ると肺に詰まることがあり肺炎の原因になります。むせることを誤嚥《ごえん》と言います。術後は出血を止めようと体が反応して誰もが血液ドロドロになりますので、血栓ができやすく注意が必要です。深部静脈血栓症DVTは足首を動かせば生じにくいわけですが、本人は麻酔がかかっていて動かせないため、インパルスといって足やふくらはぎを空気のポンプで圧迫と解除を繰り返します。これがうるさくて眠れなかったという人もいますが命に関わることなので歩けるようになるまで数日間行います。腫れや出血を抑えるために、挙上・圧迫・クーリングを行います。麻酔がかかった状態で仰向けに寝ている際、ひざの後ろ外側に腓骨頭という出っ張りがあるのですが、そこを圧迫していると、足の甲が痺れ、親指が上がらなくなり、そのうち足首が上がらなくなって、足がプランと垂れ下がったような状態になってしまいます。通常は痛みや痺れがあるので気づくのですが、麻酔がかかっていると自覚症状がないため発見が遅れがちです。一度症状が出ると、治るのに数カ月かかります。下垂足がひどい場合には装具を使用し転倒を予防します。高齢者や糖尿病の方は神経麻痺が出ると回復が悪く、後遺症として残ってしまうことがあります。手術当日は麻酔が覚め、ぼーっとした寝ぼけたような状態になり、いつもと同じような気持ちで自分１人でトイレに行こうとしたりしてベッドから転落することがあります。柵があるので、寝返りで転落することはありません。手術当日はベッド上安静となります。何かありましたらナースコールを押してください。高齢者のごく一部は全身麻酔をすると術後せん妄《もう》（手術を受けたことがきっかけで起こる意識の錯乱《さくらん》）が生じますが、座ったり歩いたりするうちに回復します。手術翌日から歩行練習が始まります。初日は膝折れ、ひざ崩れが出ないようにギプスシーネ（後面の板）をつけながらの歩行になります。立ち上がりは介助で、ワーカー（歩行器）にしがみついての歩行になります。理学療法士がつきます。しばらくトイレは１人ではいけません。必ずナースコールを押してください。トイレで立ち上がろうとして膝折れが出て、転倒する人がいます。靭帯を断裂したり、脱臼したり傷が開いて手術になったり、感染して何度も手術になることがあります。２日目から曲げ伸ばしを行います。理学療法士の指導及び手拭いによる自主トレと装具を付けての歩行練習が始まります。リハビリは可動域訓練、筋力トレーニング、ワーカー歩行、立ち上がりなど徐々にレベルアップしていきます。杖歩行または杖なし歩行まで行ったら、退院前には階段の上り降りの練習が始まります。階段は片足で立ってひざを曲げて支えられなければできないことで、力が弱いとカクンと折れてしまう事があり危険です。少なくとも座って足を伸ばしたときに、まっすぐになる筋力が必要です。座ってひざがまっすぐにならないうちは筋力が足りないということで、これをラグ（不足）と言います。リハビリ以外の時間にも屈伸と大腿四頭筋殿訓練を徹底的に行う必要があります。５日くらいで痛み止めの硬膜外チューブを抜きますので、その前に十分曲げておくとあとが楽です。硬膜外チューブが入っている間は、下半身に軽い麻酔がかかっていますので、自分の意識通りに力が入らないことがあり、転倒に注意してください。１週間位で傷をチェックし、乾いていればシャワーが始まります。シャワー後は消毒してガーゼを貼ります。術後 11 日で傷の最終チェックをし、ガーゼを不要とします。当院では傷を閉じるのに厚さ 1mm の皮膚を抗菌の吸収糸で埋没縫合しておりますので抜糸がありません。傷は線一本。ひざの中も全て抗菌の吸収糸で縫っております。この糸は感染しにくく、数カ月で吸収されるもので、一切異物は残りません。術後数日抗生剤の点滴があり、その後抗生剤の内服に変わります。１日目で採血し貧血の程度を確認します。５日目で採血を行いＣＲＰ（炎症反応）、ＷＢＣ（白血球）Hb（ヘモグロビン、貧血）、腎機能、肝機能、ナトリウム等をチェックします。この時にＣＲＰが５未満で、白血球が正常で、ひざに激痛がなく発熱がなければ、ほぼ感染はありません。ＣＲＰが高く痛みが強い場合は抗生剤を追加します。10日目に再び採血をします。ＣＲＰが３未満、白血球が正常であればＯＫです。定期的に採血を続け、ＣＲＰが０点台になって、傷が治り、痛みが軽く、ある程度歩行ができれば退院許可です。早くて２週間、遅くて３週間で退院です。家に階段があって階段練習が必要な場合には３週間を要します。あまりにも歩けない方はリハビリ病院転院です。痛み止めに関しては５日目までは硬膜外持続麻酔を行います。これが入っている間は、うまくいけば痛みがない人もいれば、効きが悪くて多少痛い人もいます。左右の効きが違うことも多いです。激痛の時期を硬膜外麻酔でしのぎ、その間にひざを曲げてもらいます。ひざは最初曲げる時は痛いですが一回曲がってしまうと周囲組織が少し伸ばされ楽になります。１週間で100度、２週間で120度目標です。

手術後１日目からロキソニンなどの痛み止めを飲みます。痛み止めは胃に負担が掛かり、長期に飲むと胃潰瘍などを引き起こすため、胃薬とセットになります。また腎臓に多少負担が掛かるため飲水を勧めます。採血で腎機能などを時々チェックします。痛みが強い場合には座薬や注射、麻薬系の貼り薬、麻薬系の飲み薬などで痛みをコントロールします。麻薬系の薬は吐き気を伴うことがあり人によっては使えないことがあります。

14　毎日の回診の様子

　また毎日の朝回診の際、全員のデータを一覧表にして用意してもらいそれをチェックして回ります。担当看護師、リハビリスタッフ、カルテ記載を代行するクラーク、時には転院担当の病診連携スタッフ、薬剤師と毎日チームで回診するのです。その表には①術後何日か、②ＣＲＰ（ばい菌のデータ）、③痛み（５段階）、④歩行状況（歩行器、ピックアップ、松葉杖、杖、独歩）、⑤屈曲角度、⑥伸展角度、⑦筋力（ラグの角度）、⑧持病、⑨年齢、⑩県（遠くから来る人はなかなか来られないので、リハビリの完成度、歩行能力がそれなりのレベルに達するまで退院しない）、⑪退院目標日時（歩けて、痛みがひどくなくて、傷が治って、ＣＲＰが１以下なら最短２週間で退院）データを毎日チェックしながら、「痛くないですか？　歩けますか？　曲がりますか？　伸びますか？　手拭いリハしてますか？　転倒しない、水を飲む、足首を動かす、何日頃退院目標です」と声掛けして回る感じです。

　外来でも同様に時短のため全員のサマリーをあらかじ

め作ってもらっています。

15 高額医療、限度額証明書
治療費はいくらかかるのか？

69歳までの方は限度額適用認定証を月末の支払いまでに用意してください。入院の際に入退院窓口に提示いただくと1月の支払い金額が自己負担上限額まで減額されます。通常2週間の入院で1割で5万円2割で8万円3割で11万円といったところです（これは年収により変わります）。これに1日千円の食費やレンタルウェア代350円などの保険が効かない雑費が加わります。月を跨《また》ぐ場合や入院が長引けば治療費も当然増えますが、車の修理や家の修理に比べたら微々たるものだと思います。治さない場合のこれからの通院費、治療費を考えると追加の治療がない限り、比較にならないほど経済的には負担が減るはずです。

16　退院時指導は転ばぬ先の杖

退院当日は退院の方に集まっていただき、退院時指導を行います（コロナ前は家族も同席で）。退院時指導は注意事項を説明するとともに、やるべきこととやってはいけないことなどをまとめたパンフレットをお渡しし、説明・指導を行います。

リハビリに週１で来ることや、退院後の注意点、そして腰・膝・股関節センターの案内をします。

＜退院後毎日やるべきこと＞

- スクワットをする。
- ひざを押して伸ばす（伸びが悪い時は家族に押してもらう）。
- 手拭いで曲げる。
- マッサージする。
- 腫れ、熱感があれば冷やす。
- 血栓予防に足首を動かす（かかとを上げつま先を下げる）。
- シャワーで傷を石鹸で洗う。

・傷を見る。ひざを見る。

＜退院後やってはいけないこと＞

・転倒しない。

・傷が痒くても、ばい菌が入るので掻かない。

・風呂は１カ月ダメ。

・浸出液があれば消毒して、絆創膏を貼り、濡らさないですぐに外来受診。

など。

その後部屋に戻り、会計、薬剤師による薬の説明、次回外来の予約確認、次回リハビリの予約確認をしていただき、支払いをして退院です。病院はバリアフリーなので安全ですが、退院当日に屋外のちょっとした段差でつまずいて転ぶ人がいますので注意してください。次回外来は１週間後ぐらいです。退院後の初外来では退院後の生活や痛みの経過、採血（ＣＲＰ、感染状況の確認）、傷の確認、むくみや血液ドロドロの確認、曲げ伸ばし（動きの確認）やラグ、歩行状態、手拭いリハを毎日しているのか、毎日押して伸ばしているか、スクワットをしているかを確認します。

17 理学療法（リハビリテーション）は150日まで

入院のリハビリは元日以外毎日行っております。外来のリハビリは日曜日はお休みです。リハビリは術後150日までと制限がありますのでそれまでに仕上げられるように頑張って通院してください。通院できない方、県外の方は手拭いリハとスクワットの自主トレを継続してもらいます。当院リハ終了後、高齢者で利用できる方は、介護保険の通所リハビリに移行します。申請書をお持ちください。私の外来受診予定は退院１週間後、その１カ月後、次は２カ月、３カ月後、半年後、１年

深部静脈血栓症（DVT）予防

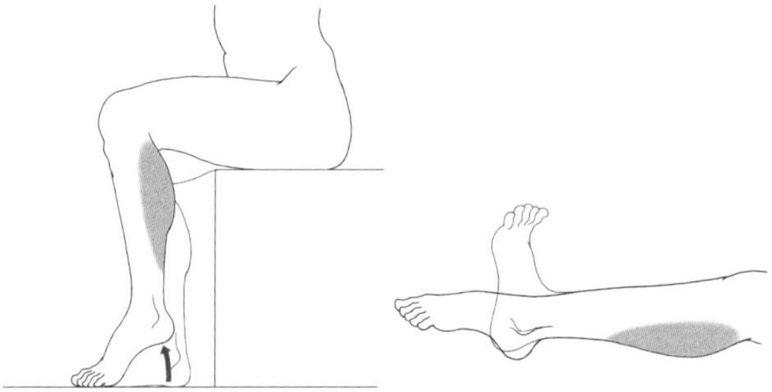

①座ってかかと上げ　②寝てつま先伸ばし

後と続きます。

・退院後の３大注意点
（①感染・②転倒・③エコノミークラス症候群）

①傷を毎日見てください。赤く腫れて熱をもち、じっとしていても痛ければ、それは感染です。可及的速やかに外来受診してください。

②歩行能力が完全でない人は杖やシルバーカーを使ってください。それだけで転倒が防げ、外出が増え社会的なつながりが保てます。

また、転倒による靭帯損傷や脱臼、骨折を防ぐため動く時は２カ月程装具を使用し、補強・カバーをしてください。

③足首を動かすか、歩くか、とにかく足首を下に下げて、ヒラメ筋を動かし続けないと静脈内の血液は流れず、血液が淀むと血栓（深部静脈血栓症、DVT）ができます。血栓が飛ぶと肺でつまり（肺塞栓症、エコノミークラス症候群）、呼吸障害（息苦しい）が出たり、呼吸不全（窒息状態）まで行くと命に関わります。術後の突然死のほとんどがこれで、下腿にむくみが出たら要注意です。むくみが出たらリンパマッサージ（心臓に向かっ

て体液を絞る）とか、血液を溜めないために、サポートストッキングで圧をかけて静脈内の血液を追い出してしまいます。

・退院後毎日やるべき３大トレーニング（屈伸・筋トレ・マッサージ）

屈伸、筋トレ、マッサージ。これはずっと続けていただきたいと思います。ひざを曲げたままにしていたらひざが伸びなくなって歩けなくなったという人もいます。手拭いを使った屈伸トレーニング。ひざが伸びなければ毎日押してもらい、ストレッチを続けてください。けがも同じですが、手術したところの肉はすぐ硬くなるのでマッサージを続けなければいけません。また筋肉がなければ動くことができません。立ち上がれなければ寝たきりが近づくだけです。階段の下りを降りられなければ転倒するだけです。立ち上がるのに必要な筋肉が大腿四頭筋、そして階段の下りに必要な筋肉も大腿四頭筋です。人間が寝たきりにならないために最も大切な筋肉が大腿四頭筋なのです。座って蹴る運動やハーフスクワット（立って少し曲げて止める）、手拭いリハの際曲げるだけでなく、引っ張りながら蹴るなど、毎日の日課にしてください。

・術後１年以降注意すべきポイント

転倒しない、感染注意、曲げ伸ばしを続ける、筋トレをする、減量する。熱中症はダメ、糖尿病の悪化もダメ、山登りやマラソンも、すり減りの原因になるのでダメ。ひざの裏にクッションを入れて寝ると、すぐに曲がったまま伸びなくなってしまうのでやらない。ひざのけがと傷に注意。

腰が曲がっているとひざも曲がってしまうので腰が伸びないのは要注意。

第６章

注意すべきリスク・合併症

1 手術後に注意すべき合併症

①肺塞栓《そくせん》症（PE）（過去になった人はなりやすい）エコーで検査

②深部静脈血栓《けっせん》症（DVT）（過去になった人はなりやすい）

足首を動かすか歩くか。スネの後ろの筋肉、ヒラメ筋は第二の心臓。静脈は動脈と違って勝手に流れない。筋肉が動いて静脈血は押し出される様に流れる。

③間質性《かんしつせい》肺炎（IP）・COPD（慢性閉塞《へいそく》性肺疾患）

間質性肺炎は重症では急性増悪による突然死があり重症の方はオペはできません。

COPD も重症はオペはできません。

ひどくなければ、腰椎麻酔で呼吸を止めない手術つまり股関節、ひざならオペできるかもしれません。ちなみに腰椎手術は全身麻酔になるため不可です。

また ICU のない病院ではオペはできません。

④狭心症、心筋梗塞、心不全、心房細動 (Af)、弁膜症、徐脈性不整脈

心筋梗塞、心不全はひどいとオペに耐えられないこと

あり。心拍出量(EF)が40%を切るとオペは厳しいです。

心房細動はサラサラを止めて点滴に変えます。脳梗塞に注意。

大動脈弁狭窄症（AS）では中等度以上になるとオペはできません。TAVI など弁置換の手術をすればオペはできますが、サラサラを止めて点滴に変える必要があります。AS では心臓の出口が閉まっている状態で、心臓に血が溜まり破裂したり突然死の危険があります。徐脈性不整脈はひどいとペースメーカーを入れなければいけないし、手術室で経皮ペーシングをしなければいけないかもしれません。麻酔をかけると血圧は下がり、脈は少なくなり、2 段脈など悪性の不整脈になったり、止まったりするので、優秀な心臓の医師と優秀な麻酔科医がいないところでは危険。ICU は必須です。

⑤頸《けい》動脈狭窄《きょうさく》症

サラサラを止めて点滴に変えます。脳梗塞に注意。

⑥肝不全、食道静脈瘤

ひどいと手術に耐えられません。食道静脈瘤は内視鏡評価が必要です。食道静脈瘤が破裂すると失血死することがあり、消化器内科や消化器外科がいないところで手術を受けてはいけません。

⑦腎不全、透析

当院では透析も行っているので透析中の方でも手術できます。感染、出血に注意です。透析になっていない中等度に悪い人が一番問題。麻酔や薬で腎機能が急激に悪化することがあります。当院では緊急透析でも腹膜透析でも可能ですが、透析できない病院で手術を受けてはいけません。

⑧胃潰瘍《かいよう》

痛み止めNSAIDが原因で生じることがあり元々胃潰瘍がある人は胃カメラで評価をする必要があり、治ってからでないと手術はできません。PPSという胃薬を併用することによりNSAIDによる胃潰瘍はかなり減少しましたが、突然血を吐いたり（吐血）することもあり緊急内視鏡のできる消化器内科がある必要があります。ひどいと胃に穴が開き（胃穿孔）消化器外科に依頼し緊急手術してもらいます。

⑨動脈閉塞ASO、血流障害

足背動脈をオペ申し込み時と手術の際にも、執刀前、駆血帯オフ時、オペ終了時に確認しています。稀に元々、糖尿病の人に多いのですが、閉塞性動脈硬化症ASOといって、狭くなっていたところが手術をきっかけに詰まって、下腿から足の血流が途絶えてしまうことがあります。急性の血流停止を放置すると、腫れて水疱ができ、黒く壊死してしまいます。心臓血管外科の先生に緊急手術で、血栓除去とか、静脈を取ってきて詰まっているところを切り取り交換するとか、人工血管で置換するとかしないと切断になってしまいます。また腫れ過ぎると圧が高くなり（コンパートメント症候群）それにより更なる血流の悪化を生じるので、減張切開といって、チンしたウインナーの様に皮膚を縦に長く切って開き、圧を逃して、組織の更なる血流不全を解消する治療が必要になります。

⑩感染しやすい人、免疫《めんえき》力の低い人

糖尿病でコントロール不良

関節リウマチ

ステロイド内服

免疫抑制剤内服、注射

透析

抗がん剤治療中

極端な痩せ

超肥満 BMI 35 以上

超高齢者で覇気がない人

皮膚がペラペラの乾燥肌 (保湿してください。皮膚が薄く、バリア機能が弱い)

癌の悪疫質

熱中症も感染を誘発します。

⑪体内にすでに細菌がある人

アトピー性皮膚炎、毛嚢炎

蜂窩織炎、歯槽膿漏、膀胱炎

蓄膿症、耳漏、感染性陥入爪、感染性爪周囲炎、爪白癬、ジクジクした水虫

不衛生

生活環境が汚い

多数回手術（悪い菌がいる可能性あり）

抗生剤使用歴の多い人（悪い菌がいる可能性あり）

❷ 薬が効きにくい悪性の細菌

手術中の感染は対策をしているのでむしろ少なく、病棟でも、処置の際はスタッフは手袋をして治療しますので危険性は少ないのです。むしろ、自分の体に常在して

いる菌が１週間入浴できないことで増殖し、自分の手で患部を汚染するか、膀胱炎や歯槽膿漏のように血行性に菌が転移するのです。MRSA などの薬の効かない悪性の菌は事前に退治できるに越したことはありません。

① MRSA ② MRCNS（多剤耐性黄色ブドウ球菌）③ MRSE（多剤耐性表皮ブドウ球菌）、④ VRE（バンコマイシン耐性腸球菌）は鼻腔培養でこれらの細菌が出た場合は手強《てごわ》いです。

バクトラヴァンという軟膏を塗って除菌します。
⑤ MSSA（薬が効くブドウ球菌）など非耐性菌が出た場合はゲンタシン軟膏を塗ります。

そのほかにも MDRP（多剤耐性緑膿菌）や ESBL（基質特異性拡張型βラクタマーゼ）など薬が効きにくいイヤな細菌もあります。

3 人工関節は特にばい菌がつきやすい

関節内は血流がなく殺菌能力が落ちます。河原や草むらで、直射日光の攻撃を避けるかのように、石の下に多くの虫が潜んでいるように、金属の下には雑菌が寄生しやすいのです。感染したら人工関節を取り出す手術をするしかありません。虫がいっぱい湧いてきたら、石をひっくり返して洗うしかないのです。

・感染した場合どうなるのか（抜去術→再置換《ちかん》術）

感染したら、腫れて、熱をもって、激痛です。感染は術後 1-2 週が最も多いです。術後２週で CRP という炎症反応が２点台なら問題ないでしょう。大体術後５日で５以下、10 日で１前後が通常の経過です。CRP が高いと次に見るのは白血球 WBC です。両方が高くて痛みと赤み、腫れ、熱感があれば感染の可能性が十分あり、ひざを直接見て、関節に水が溜まっていれば注射器で抜きます。その液の色が赤なら血の色で OK、ピンクならほぼアウト、白やクリーム色は膿の色で完全アウトです。この液を培養に出し、温めて菌が出るか調べます。菌が出たら抗生剤の感受性試験（なんの薬がどの程度効くのか）も行います。抗生剤を垂らし周囲の菌が死滅するかどうかで、薬剤感受性を調べます。感染していても白血球が頑張って死滅させていると菌が生えてこず種類が分からないこともあり、何回も培養検査をする必要があります。菌が検出されると感染で、同時にどの抗生剤がどのくらい効くのかが分かりますので、菌の種類と感受性に合わせた抗生剤を点滴します。治らない場合、手術になります。初期の手術は主に３種類です。

①傷を開いて洗浄しデブリといってゴミや腐肉を切除しクリーニング（掃除と消毒）します。

② ①に加え人工軟骨のポリエチレンを摘出し、そこに抗生剤入りの骨セメント（工事のセメントではありません）を人工軟骨の形にしてはめ込む。するとトイレの芳香剤の様に、少しずつ関節内に抗生剤が溶出し２カ月くらいは関節内に高濃度の抗生剤を供給できます。

③ ①②に加え、骨に貼った金属を全て取り除き、人工関節と同じ形の抗生剤入り骨セメントを作り、固まってから貼らずに差し込んでおきます。大抵はこれで治ります。治らなければ②③では、２カ月後古い抗生剤入り骨セメントスペーサーを取り除き、新しい抗生剤入りセメントスペーサーと取り替えます。

④稀に（かつてはよく行っていた）灌流をします。点滴チューブと廃液チューブを入れ、サイフォンの陰圧の原理と高低差を利用して関節内に消毒薬を薄めた液や抗生剤入り洗浄液を24時間大量に流し込み、持続洗浄を

1-2 週間続ける治療もあります（流れる水は腐らない）。

⑤皮膚がペラペラで薄く、皮下脂肪が全然ない人は人工関節が皮一枚で覆われているだけで、バリア機能が弱く感染しやすいです。皮膚に瘻孔という穴（排水口）ができている人、皮膚欠損がある人は、形成外科に依頼して有茎皮弁（筋皮弁）という、動脈がつながったままの筋肉付き皮膚で欠損部を覆う手術が必要です。

⑥最悪感染が悪化して下肢が腐れば、全身に菌が及ぶ前にひざ上で切断します。そのような症例を受け持ったことはありません。

⑦血液に菌が入ると敗血症といって、血流を介して全身に菌が周り、血圧が下がってショックになったり、多臓器不全、多臓器感染で命を落とすこともあります。

感染を生じた場合は少なくとも関節内から菌を外に出さず、関節内で勝負すること。MRSA（多剤耐性ブドウ球菌）が一番多く極めて強敵です。有効な薬が少ししかないのと、バイオフィルムといって、ヌルヌルとした粘液の中に菌が生息し、抗生剤の攻撃が届かないのです。だから中を洗ったりブラッシングしたり腐った肉を切り取る（トリミング）などクリーニングでバイオフィルムを除去し、菌が剥き出しで存在するうちに抗生剤で叩くのです。膿は白血球が細菌を取り込んでやっつけた死骸なので菌の種類が最後まで分からないこともかなりあります。

感染が治ったら、早くて２カ月後に新しい人工関節を入れる手術をします。その時は骨が溶けてなくなって、グラグラだったりするので、グラつきを抑えるセミコンストレインドタイプやコンストレインドタイプ、蝶番のヒンジタイプの人工関節を用います。制動が強ければ強いほど、摩擦力が強く、削れやすかったり、緩みやすかったりして、通常の人工関節よりは長持ちしません。骨がなければ金属で補うオーギュメントが必要です。また新しい人工関節を入れる手術で再感染することもあります。接着剤は抗生剤入り骨セメントを用います。

・何年経っても感染の危険がある

①糖尿病の悪化（A1c は８未満にキープ）

②ひざを掻きむしって、化膿しその菌が直接関節内に入る場合

③ひざから下の感染が血流でひざに転移。スネの感染、蜂窩織炎、虫刺されを汚い手で掻きむしって化膿する。爪白癬に菌が入る。陥入爪が感染する。水虫（白癬）

で趾の間が切れ化膿する。

④それ以外の遠隔血行性感染。

歯槽膿漏が化膿して血流に乗って転移。他の部位初発の敗血症、ひどい熱中症。高熱、尿路感染、肺炎など。

これらに注意を要します。

4 注意すべきリスク

・感染

・腓骨神経麻痺

・深部静脈血栓症、肺塞栓症

・金属アレルギー（疑わしい人はパッチテストをする）

・大腿四頭筋離開→膝蓋骨亜脱臼

・膝窩動脈損傷

・内側靭帯損傷

・脛骨プレートのシンキング（めり込む）（骨粗しょう症、リウマチ、転倒、重労働、階段の踏み外し）

・顆部骨折、顆上骨折

・膝蓋骨骨折

・膝蓋腱断裂、脛骨粗面剥離

・スペーサー逸脱（スピンアウト、クルっと回ってしまう）
・人工軟骨破損（ポストカム破損）
・外側の痺れ、知覚鈍麻（横走する伏在神経の膝蓋下枝を切らざるを得ないので必発です、治りませんが触らない限り自覚しません。）
・リハビリ不足による可動域の低下と痛み

・高齢者に出やすい合併症

・腓骨神経麻痺
・誤嚥性肺炎
・膀胱炎
・低ナトリウム血漿（歩けなくなり、意識障害が出ます。）
・床ずれ（褥瘡《じょくそう》）
・心不全、不整脈
・胸水
・せん妄、認知症
・転倒・骨折

5 人工関節に対する誤解

・高い治癒率なのに毛嫌いされる手術

どこに行くか、何を選ぶかは患者さん自身です。本当に壊れていたら手術して部品交換するしかないのです。99% 確実に治る手術という方法は、ほかの何と比べても比較にならないくらい高い治癒率なのですが、なぜか世の中では、悪者で嫌われものです。そしてそれを本業とする私などは、重症の方しか手術していないのに「あそこに行くとなんでも手術されちゃう」なんて会ったこともない人にウワサされているのかもしれません。虫歯なら削って覆うのが当たり前なのに、ひざを治す人が良くいわれないのはなぜなのでしょうか？

6 手術で寝たきりになるなんて大間違い

「手術をすると寝たきりになってしまう」などという人がいますが、手術をして歩けなくなった人は一人もおりません。むしろ放置したほうが寝たきりになる可能性は高いのです。一生歩いていたければ「壊れたら直す」それが鉄則です。特に高齢者の場合は歳とともに内臓の病気も出てきやすく、体力も衰え、手術をするタイミングを失ってしまうことがありますので、ひどくなるまで待っていないで、壊れだしたら、またはもうこれは治らないと悟った時、将来歩けなくなると思った時に、ひざの治療を専門にしている医者を探し出して、門を叩いてください。かなり混んでいて、何回も通院しなければいけませんが、そこは一生歩いていくために、気力で乗り切ってください。本人が希望する以上のことを他人はしてくれません。本人が強く治したいという意思をもつことが最も大切です。また家族の協力も極めて大切です。家族の反対で手術できない患者さんが極めて多いです。説明のときには家族も来てほしいと思っております。親に興味のない家族、放置している家族、お金を掛けたがらない家族、通院に同席したがらない家族、同情しない、心配しない、そんな家族が少なからずおります。なぜそんなに手術を悪く思っているのか、何に怯えているのか？　ひざの手術で寝たきりになることなどあり得ない！　命に関わることなど普通にやればあり得ない！のです。健康で頭もはっきりしているのにひざや腰が悪いだけで動けなくなってしまうのはもったいないことです。痛い人生、歩けない人生、家族に介護をしてもらう人生は誰一人幸せであるはずがありません。手術なんかしても歩けるようにならない、手術なんかしてはいけない、歳だから手術はできない、といった間違った風評、先入観、ネット情報を正したいと思うし、だからこそ、この本を書いているのです。壊れたら治す！　治せるし！　治るのです！

・お子さんの反対で手術できない人が最も多い

高齢者夫婦で来て、「私たちが言えば子どもたちは大丈夫だから」と手術を申し込んでしまう人がいます。その後、説明を聞きに来なかったお子さんから、病院の受付に電話が来て、手術キャンセルになることが多々あります。術後に理不尽なクレームを言ってくるパターンでも、やはり説明を一切聞きに来ていない、今まで興味もなく、親をほったらかして来たお子さんがほとんどです。以来、高齢者はできる限りお子さんに説明を聞きに来てもらう様にしています。お子さんが遠隔地の場合は、電話でリアルタイムに説明を聞いていただいたり、それもできない時は一任を取り付けてきてもらいます。

一人でも反対する人がいれば手術は引き受けません。家族でも意見が割れることも多く、大抵、親本人は「痛いんだ、歩けないんだ！手術して歩けるようになりたいんだ」と訴えても、「まだ歩けてるじゃん！ホントにそんなに痛いのかよ！歳だから手術なんかしなくていいんだよ！手術なんかしたら寝たきりになるぞ！」

・子どもが手術を勧めても、
本人が「手術は絶対にしない」と言うことも多い

逆にお子さんが、「絶対に手術すべき状況だ」といくら説得しても、本人が「手術は絶対にイヤ」と取り付く島もないこともよくあります。そこまで行くと、最早、家族の問題であり、「では家族でよく相談して来てください」と言うしかありません。しかし重症で経過観察を選んだ人で、歩けるようになった人は一人もいません。ほとんどが数年で歩けなくなり、通院のたびに家族に迷惑を掛けることになり結局通院を諦めてしまいます。歩けなくなると、急激に体力が落ち、認知症になる人も出てきて、喜怒哀楽がなくなり、ただ生きているだけという状態になったり、なかにはずっと大声で怒り続ける人もいます。人生の最後が何年もそのような辛い状態になることだけは避けたいと思います。介護しなければいけない家族の労力と、施設に入った場合の金銭的な負担を考えると、やはり最後まで健康で、トイレに自分で行け、一人で着替えや入浴、食事ができる状態を保ち、家族を頼らず、自立していることが、お互いにとって幸せだと思います。

1カ月分の施設費で、入院と手術代が払えます。

・そこまで悪いと思っていなかった

検査をしてみて重度の異常が見つかり、インフォームドコンセント（ＩＣ）（十分な説明をしたのち同意を得ること）で本人、家族に事実を伝えると、「そこまで悪いと思っていなかった」という方が意外と多く、「そこまでしなくちゃいけないの？」と困惑される方もいらっしゃいます。本人が悪いと思わない限り治療に移ることもできないし、本人がなんとしてでも治したいという前向きな覚悟をしていただかないと、とても手術など受け入れる訳がありません。しかし半分以上の方はこれと似たり寄ったりです。なかには悪いと伝えた瞬間頭のなかが真っ白になって、その後の説明を何も覚えていないことも多く、そのためにも、また、理解した上で相談相手になってもらうためにも家族と一緒に説明を聞いて欲しいのです。根治療法専門の病院に来たにもかかわらず、精査も治療も一部断固拒否する人もいて、保存療法専門のクリニックに紹介状を書くしかありません。

7 手術の前に心掛けていること

手術前は常に最悪の事態を想定し、そうならないためにはどうしたらいいか、そうなったらどうするか、あらかじめ考えておくことが大切です。あらゆるトラブルをいかに想定できるか、そしてどれだけ検証しておけるのか、それがどんな時でも、被害を最小限に食い止める秘訣です。うまく行くイメージとうまく行かなかった時のイメトレを、事前にできるだけ多くすることです。

8 説明を受ける前に少し勉強しましょう
(困った人にならないために)

あまりにも知識も常識も理解力も、治したいという気持ちもない人は、いくら説明しても響かず、伝えたくても伝わらず苦労します。逆に神経質で凝り深く、心配性の人も診察が長引き対応していると、かなり消耗します。あるいはネットに洗脳され知識に自信があるハイソな方も、自分の状況とかけ離れた保険外の治療を上から目線で指定して来たりします。自分の診断と治療方針ありきで、こちらの意見も聞いてくれず、ネットに治療してもらえばいいのにと思うこともあります。壊れたら治す、それが本来なら当たり前のはずですが、世の中の常識はそれとは明らかに違うようです。ステージ４の方に手術を提案すると、「それ以外に治療はないのか！　何で手術の説明しかしないんだ！」と怒り出す人もいます。治療は授業ではないので、知識ゼロの方に１から説明する時間はありません。理解できる人、希望する人だけ救えばよいと割り切らざるを得ません。ぜひこの本で正しい情報を仕入れ、勉強をしてください。事前に少しでも知識をもっておくと、医師からの説明がよく理解できます。正しい治療を受けるチャンスをぜひ、自ら手放さないでください。また、良い治療と悪い治療を見抜く力をつけてください。知らないで損する事はたくさんあります。知っていると得することもたくさんあります。間違った知識を信じ込んでいる人が多く、重症度に見合った適切な治療を勧めても、頑なに拒否する人がいまだにたくさんおり残念でなりません。

9 歯医者さんなら何度も通う

人工膝の治療は歯に金属をかぶせるようなものです。悪いところを削り、型を取り、技工士に提出し、出来上がったら試着、当たるところを削り、治しに出し、また試着し微調整、良ければ、消毒し接着剤で貼り、固まるまで食いしばり、高さを調整し、間のきつさをヤスリで削るなどして調節します。その間、歯医者さんには３～４回の通院が必要となります。人工膝の場合にはそれを１回の手術で全て行うわけです。

10 あなたのカルテ、画像は５年でなくなる！

カルテの保存期間は医師法で５年と定められています。つまり５年経つとカルテは破棄されてしまうわけです。10年前の人工関節にトラブルがあって、修理のために機種を知りたくて問い合わせても、病院にカルテやデータがなく、知る術《すべ》がないことがあります。術後10 年 20 年経つと部品が壊れることがありますので、その際にどこのメーカーのなんという商品かが分かれば、部品が調達でき修理ができるのです。まず自分の人工関節の商品名を教えてもらい記録しておくと良いでしょう。当院では全例、賞状のような紙に商品名をプリントしてお渡ししております。それが当然だし、それをやらない病院はダメでしょう。

11 骨粗しょう症の人は手術できるのか？

できます。骨セメントを染み込ませて骨を強化し、ドリリングといって、ドリルでたくさん蜂の巣の様に穴を開け、骨セメントを圧をかけて染み込ませ（ビルを建てるときのように地面深く、多くの支柱を建てる感じ）、骨をガッチリつかむようなセメントテクニックが重要です。

12 リウマチでも手術ができるのか？

できます。リウマチの患者さんは大半がひどい骨粗しょう症で、とにかく骨が脆《もろ》いことが特徴です。骨粗しょう症の患者さんと同じようにドリリングして多数の骨セメントの支柱を作ります。また滑膜が増殖していて、腫れと炎症、痛み、水腫《すいしゅ》が出るので、滑膜切除も行います。感染注意。転倒による脛骨プレートのめり込み注意。

13 骨粗しょう症、リウマチのTKA、UKAでは、転倒による脛骨プレートのめり込み注意

スポーツ、重労働、肥満、踏み外しで脛骨の人工関節が骨にめり込んでグラグラになることがあります（シンキング）。セメントと骨の間が浮いて、脛骨プレートがグラグラすると（デボンディング）、再手術を要します。

14 透析でも手術ができるのか？

できます。透析のできる病院の整形外科を探しましょう。透析をしている病院であればなんら問題ありません。透析しているから治せないと諦《あきら》めている人が多いと思います。透析センターのある、手術をしている整形外科は実際には、ほとんどないのが現状です。

15 糖尿病でも手術ができるのか？

できます。糖が高ければ教育入院し、インシュリンで無理矢理下げてしまいます。糖が高いと感染しやすいのと血行が悪いので注意。手術の際はA1cを6に、術直後は血糖値を100～200にキープし、その後はA1cを8未満に保ちましょう。

16 ペースメーカーでも手術ができるのか？

できます。業者に来てもらい電気メスが使えるモードに変えます。なんら問題はありません。最近は下肢の手術はモードを変えなくてもＯＫというペースメーカーが多いです。ペースメーカーが入っているとMRIが撮れません。MRIを撮らないと手術できないのは腰だけです。

17 ステントが入っているが手術はできるのか？

ステントを入れてから半年は、サラサラ薬を止められないので、手術はできません。その後はサラサラを止めて点滴し手術をします（点滴しないこともあります）。

18 超肥満でも手術ができるのか？

人工関節にも耐荷重限度があります。

手術しても長もちしないので、できれば80kg以下まで、またはBMI30未満まで減量しましょう。少なくとも100kg未満をキープしましょう。

19 80代だが手術はできるのか？

できます。心肺機能が良好なこと。心臓の先生にかかっていただき評価をしてもらいます。90歳以上で腰や人工関節をした方もおります。当院の手術患者さんは50%以上が80歳以上です。

20 金属アレルギーでも手術はできるのか？

金属アレルギーがある人はパッチテストをします。実際に使用する金属片を皮膚に貼って、24時間後赤くなったか、水疱ができたか、ただれたか、痒いか、炎症は出たかを確認します。24時間でパッチを剥がし、72時間後再チェックします。

さらに1週間、異常があれば報告していただきます。

金属アレルギーだと言う人のほとんどは、汗にかぶれたか、メッキなどの溶剤が合わなかっただけのことが多く、実際にパッチテストをしてみると異常の出た人はほとんどおりませんでした。しかし万が一異常があった場合は、つまり本物の金属アレルギーの場合は、通常の金属製人工膝関節ではなく、セラミックの人工関節を使います。セラミックの人工関節を行った患者さんもおりましたが、通常の人工関節と経過や結果はなんら変わらず、長期成績も良好です。ただ、転倒で割れることがあるので注意です。

ちなみに人工ひざに使われる金属はコバルトクロムです。錆《さ》びたり腐ったり溶けたりしません。

人工軟骨、ポリエチレンのアレルギーは聞いたことはありません。

第7章

標準治療のスペシャリスト
理想の医療を目指して

1 標準治療のスペシャリスト 私の目指してきたこと

私は最も優れた最善の手術を誰よりもうまく行える、標準治療のスペシャリストを目指し、努力して参りました。技術と熱意に関しては、誰にも負けないつもりでおります。臨床医としてのプロフェッショナルを目指し、常に向上すべく精進を続けております。頼ってくる患者さんに対しては「絶対に治してみせる！　なんとかしてやろう！　痛みを取ってあげたい！　曲がったひざをまっすぐにしてあげたい！　一生歩いていられるようにしてあげたい！　家族に頼らず自立した生活、自分の好きなことをやり、お出かけし、社会とのつながりを持つ生活を、提供してあげたい！」と思っております。この歳になってようやくどんな症例でも、安定して理想の結果を出せる、手応えを感じる様になりました。腰膝股関節で悩める多くの方の救世主になりたい。感染や転倒などの合併症さえ出なければ、リハビリさえ頑張ってくれれば、必ず良い結果を出せる。悩むことのない、「技術と知識と経験」がバランス良く共存した感覚、「つかんだ」感覚があります。

・究極の医療オタク、アップデートしながら飽くなき挑戦が続く

　私はいわゆる医療オタクといってもいいでしょう。好きだから続けられるし、別次元に詳しくなれる。好きこそものの上手なれで、好きなことは疲れないし、長く続けられる。技術的に絶対に近い確信があるので、自分なら治してあげられるというお節介な気持ちが先走りがちです。オーバーワークだろうがオーバーブッキングだろうが、どんなに混んでいても、どんなに手術の予約がいっぱいでも、頼まれたら一肌でも二肌でも脱ごうとしてしまう、そんな究極のお節介野郎なのです。しかしすごくひどくて、当然手術以外に方法がなく、できるだけ早く手術できるようにしてあげたいと、手術ありきで検査も照会状もどんどん進めると、本人にとってはまだそこまでの重症だとは思ってないこともままあり、怖くなって来なくなってしまう人もいます。有難迷惑？　大きなお世話？　親切の押し売りはお節介と紙一重です。また来るたびに検査して長い時間待つので、疲れ果てて耐え切れず、来なくなってしまう人もいます。一人ひとり、自分の状態の受け入れも違うし、期待する治療も違うので、いくら基準に合った治療をと思っても、本人がそこ

までついてきていないことがあり、同じことをしても、特別なことをしてもらったと感謝されることもあれば、悪く言われることもあり、本当に難しいと思います。

ただ、どうしても自分のためには頑張れないけれど、人の救うためなら、喜んでもらうためなら、頼ってくる人のためなら頑張れる自分がいるのです。

2 手術チームは精密なF1のピットインクルー

手術は１人ではできません。多くのスタッフに支えられて治療が行われます。手術の際は信頼し合えるチームの存在が不可欠です。早くて正確で安全で清潔な手術を行うために、日々トレーニングを重ねています。毎日毎日同じ手術を徹底的にやることにより、体に染み込ませ、何も考えずに手が勝手に動くレベルを目指します。個々の努力により、技術の向上を積み重ねて初めて、手術の成績が上がるのです。チームとしての経験値が何よりも武器です。携わる者全員が達人のレベルでなければ最高の結果は生まれません。カーレースのF1グランプリではピットインクルーの一人ひとりが、素早く自分の役割をこなし、ミスをすれば事故につながりかねない作業を、的確にそれぞれが秒単位で行っています。無理のない完璧な手術は、まさにそれと同じだと思います。あるいはキッチンスタジアムなど料理の腕を競う番組がありました。時間内にいかに多くのすばらしい料理を作るかを競う番組ですが、段取り能力と阿吽《あうん》の連携が見事で、やはりこれも、私どもの手術に通ずるものがあると思っています。外来も、入院病棟もリハビリもまったく同じです。多くのプロフェッショナルに支えられ、毎日の治療が成し遂げられているのです。

・ひざを治して人生を楽しもう。理想はピンピンコロリ

ぜひ、痛むひざ、曲がったひざ、伸びないひざ、曲がらないひざ、歩けないひざを治してください。そして自立して家族を頼らず生活をしてください。自分のことが自分でできる、それが本人や家族の幸せにつながります。ただ最低限の生活を目指すのではなく、「治して日本中を旅行したい、孫とお出かけしたい、買い物に行きたい、おしゃれがしたい、美味しいものを食べに行きたい」、その一つひとつの夢を叶えてください。歳だからで諦めない！　その痛み、一人で悩まないで！　一人で抱え込まないで！　ひざはどんなレベルであっても治せます。治せる医者をぜひ頼ってください。そしてゲートボールやグランドゴルフ、フラダンス、大正琴、カラオケなど習い事をしてください。毎日散歩してください。毎日出掛けてください。引きこもりにならないでください。社会とのつながりを持ち続けてください。スタスタとまっすぐなひざで歩き続けられる自分を、おしゃれをして楽しんで、多くの人にその幸せを分け与えてください。不幸は伝染します。１人の不愉快な態度により多くの人が不愉快な思いをします。明るい人は周囲の人を明るくします。幸せも伝染するのです。ピンピンコロリが理想です。ぜひ治して人生を楽しみましょう。

・日本初！病院内「腰膝股関節センター」設立

腰ひざ股関節に特化した、腰ひざ股関節手術専門のセンターを作りました。困ったらここに来ればなんとかしてくれる。そんな駆け込み寺のような、存在するだけで市民に安心感を与えられる、信頼された、頼られたセンターにしたいと思っています。啓蒙活動をしていると、売名行為だと蔑《さげす》む人もなかにはいます。知らないことで治療の機会を失っている人が多く存在する事実がある限り、腰・ひざ・股関節で困ったらあそこに行けば最高の治療をしてくれると認知してもらえるまで、誰もが知っている東京タワーのような存在になれるまで、教育と知識の伝導に努めたいと思います。

・多くの困難は患者さんと医師が二人三脚で克服できる

私は患者さんに優しく、自分には厳しく、困っている人全てを救いたい！　その姿勢でずっと取り組んで参りました。また腰・ひざ・股関節の手術に若い頃から特化して、膨大な数の手術実績を積み上げて参りました。どんなにひどい症例でも自分ならなんとかやり通せると信じています。多くの手術実績は不安になりがちな患者さんに、安心感を与えることにつながります。しかし過信は禁物で慎重に、合併症とリハビリをケアしなければいけません。何よりも患者さんに興味があることが名医の条件だと思います。また不安に思う患者さんに対しこの手術をすればどういう結果が待っているのか、どういう生活になるのか、どんな未来が待っているのかを説明し、ビデオでほかの患者さんの様子を見ていただき術後のイメージをもってもらいます。未来が分かると不安は払拭されます。自分でもなんとなく治るのではないか、任せて大丈夫だという望みとやる気が出てきます。術後でも目標を明確に指し示し、今どの辺のところにいて、それは順調に行っているのか、遅れているのかを正しく伝えます。常に合併症の把握に全力を注ぎます。不安になる患者さん、やる気をなくした患者さん、心が折れそうな患者さんに、やる気を出させ、大丈夫このままでOK ！と不安を取り除く、メンタルケアも医者の大事な仕事です。患者さんと同じ方向を向いていること、そして心が患者さんと離れないこと、患者さんに関心をもち常に気に掛けていること、それが基本だと思います。

患者さんの治療に重大な支障が生じた場合、常に迷わず断固戦います。自分が楽をしたいわけではなく、全ては患者さんのためであり、そのためなら、職場でどんなに悪く思われようとも、分かってくれる人が一人でもいる限り一切の妥協を許しません。

・ウォーキングカンファレンス　良くなった私を見て！

手術後の患者さんの歩行を必ずチェックしています。コロナ前は全員でファッションショーのモデルさんがランウェイを歩くようにしてウォーキングカンファレンスを行っておりました。一人ひとりが満面の笑みで歩いている姿が思い起こされます。最近では個別に歩きを見たり、ビデオに撮って確認したり、こまめにチェックしています。歩けない人、痛かった人、曲がっていた人の手術をするわけですから、ひざが伸びたか、痛みは取れたか、ちゃんと歩けるようになったか、歩行状況を確認するのも医者の務めです。そして一人ひとりに賞賛と激励の言葉を掛け、満足感とやる気を引き出します。転ばない慎重さは不可欠ですが、なんといってもやる気のある人はリハビリに対する姿勢が違います。リハビリ以外の時間に自主トレをするかどうかで結果は随分変わります。退院後も同じで、自主トレをする人はすぐに歩ける様になるし、リハビリの時だけの人は時間が掛かります。リハビリができる期間には限度があるので、期間内に目標が達成できる様、頑張らなければいけません。手術を受けるまでうつむいて歩いていた人、早くあの世に行きたいと言っていたあの人が、元気に明るく前を向いて歩く姿を見ると医者として報われた感じ、満たされた感じ、ヨッシャーという感じになるのです。そのためにやっているようなものです。また、良くなると私が本気で喜ぶので、それを見て患者さんもすごく喜んでくれるし、もっと褒めてもらいたくて俄然頑張るのです。相乗効果が積み重なり、奇跡が次々と生じるわけです。

・ひざを治すと見違えるほどに若返る

術前O脚で下を向いて歩いていた患者さんが、退院後モデルの様にまっすぐなひざで、胸を張って歩くようになると、自信に満ち溢れ、明るく積極的になり、笑顔になります。「夢のようだ、なんでもっと早く手術を受けなかったんだろう」と言う人もいます。脚がまっすぐになると驚くほど若返ったように見えます。品が良くなり、おしゃれをして人生を楽しむ様になります。幸せに満ち溢れ、隠しても幸せが漏れ出ているような、そんな様子になります。80代90代の患者さんでも、お化粧をし、おしゃれをして、1年に1回の外来にルンルン気分で来院される方がたくさんいます。90過ぎの手術後の患者さんに「先生体気をつけてね」といつも私の方が心配される始末です。老後は暗いというイメージはやめましょう。悪いところを治し、痛みのない人生を手に入れましょう。残りの人生明るく楽しく笑顔で歩き続けてください。私の寝たきり0《ゼロ》への挑戦はまだまだ続きます。私が治した患者さんに憧《あこが》れて、「私も治したい」と来院する患者さんが、これからもずっと続くよう頑張り続けたいと思います。

・今後の野望（腰の内視鏡手術、ひざのロボット手術、人工足関節、SCS 電気刺激療法）

腰では内視鏡手術を導入することになっており、ひざでもゆくゆくはロボット手術を導入したいと思っております。脊髄電気刺激療法 SCS（腰痛、坐骨神経痛、下肢痛がなくなる）や人工足関節、外反母趾など外ではあまり行われていない手術も多数手掛けており安定して良い結果が出ています。常に時代のトップランナーであり続けたいと思っています。

第8章

患者さんの声

《CASE1》
高位脛骨骨切り術で右ひざの状態が改善

亀井恵都子さん　55 歳　栃木県在住

40 代から、ひざの具合はあまり良くなかったのですが、そのまま放置しているような状態でした。そんな折、2021 年 6 月に、ひざのお皿を骨折してしまいました。受診した整形外科では手術をした方がいいと言われたのですが、三輪先生に診てもらったところ、手術の必要はないと言われました。ただ、具合の悪いと思っていたひざは、特に右ひざの変形性膝関節症がひどくなっていたため、そちらの方が重大だと言われました。

そして、骨折が治るのを待って、右ひざを高位脛骨骨切り術という手術をしてもらいました。左ひざも多少は悪かったのですが、三輪先生は、年齢と状態を考慮してくれて、とりあえず右ひざのみの治療となりました。治療後の傷跡はとてもきれいですし、とても楽になりました。

看護補助の仕事をしている関係上、活動的に動くことが必要なのですが、手術後は不自由なく動くことができるようになり感謝しています。骨切り術は切った部分を金属で留めてありますので、それを取り除く手術を2023年6月に行う予定です。将来は左ひざも心配ですが、三輪先生に定期的に経過観察をしてもらえるので安心しています。

《CASE2》

手術前の辛さを考えると「天国と地獄」です

石川貴美子さん　78歳　群馬県在住

もともと、神戸の須磨の生まれですので、子どもの頃から海と親しんでいましたし、60代までプールに通って頻繁に泳いでいました。

ところが60代で、両ひざとも変形性膝関節症になり、長年悩んできました。近所のクリニックに通い、飲み薬や貼り薬などいろいろ試していましたが、一向に良くなりませんでした。

なんとかしたいと思っていた時に、知人から三輪先生のことを聞いて、受診してみようと思いました。お会いした時、優しくてイケメンな先生だなと思いました(笑)。

先生からは、手術を受けた方が良いと言われましたので、決心して、2022年3月、両ひざを同時に人工膝関節置換術をしてもらいました。手術は寝ている間のあっという間の出来事でした。実際に2時間もかかっていなかったのではないでしょうか。先生の手術は正確で早いことが評判です。

手術後は順調に良くなって、手術前のことを考えると天国と地獄です。三輪先生のおかげで、精神的にも晴れやかな気分になりました。ひざを深く曲げるのはまだ難しいので、地べたに座ってですが、趣味でもある草取りに励んでいます。

《CASE3》

細身のズボンを穿いてウォーキングできるのが嬉しい

長貞夫さん　85歳　栃木県在住

20年ほど前からひざが痛くなりました。最初は近所のクリニックへ通い、運動をしながらだましだましにしていましたが、そのうちヒアルロン酸注射も打つようになり、それでも一向に良くなりませんでした。去年の11月中旬頃に急に痛みがひどくなり、朝起きられないほどになってしまいました。そんな時に知り合いの工務店の社長から三輪先生のことを聞いて、すぐに受診しました。

先生の診断では、両ひざともかなり進行した変形性膝関節症ということで、両ひざ同時の人工膝関節置換術を勧められました。手術後は、3週間入院しながらリハビリに励みました。O脚もすっかり治ったので、今では細身のズボンを履いて、毎朝40分くらいウォーキングをしています。もう少し様子を見て大丈夫そうなら、ゴルフをやりたいという気持ちにまでなっています。なんだか自分でも若返ったような気がしています。

《CASE4》

嫌な手術も三輪先生にならお任せできると思った

小林キエさん　79歳　栃木県在住

ひざが痛くなるまではバレーボールをやるくらい運動が好きだったんですが、58歳の頃からひざに違和感を覚えて、地元の大きな病院を受診しました。すると、軽い変形性膝関節症だと言われました。その時はまだO

脚にはなっていなくて、運動は控えるようにということだけで終わりました。しかし、その後徐々に痛みが強くなって、地元の整形外科でヒアルロン酸の注射をしたりしていました。ところがある時から、O脚も進んできて、手術で人工関節にした方が良いと言われるようになりました。痛いのは辛いですが、手術を受けるのは嫌だと思い、そのまま薬などで治療をしていました。そんなある時、娘が三輪先生のことを教えてくれ受診を勧めてくれました。それでもやはり手術は嫌なので二の足を踏んでいたところ、息子のお嫁さんが、三輪先生のいる病院で人間ドックを受けて、その時にいろいろと資料をもらってきてくれたんです。それで自分でも三輪先生のことをいろいろ調べて、とにかく受診だけでもしようという気持ちになりました。お会いしてみると親身になってくれるとても優しい先生でしたので、この先生にならお任せしてもいいかなと思い、2021 年 7 月、両ひざの人工膝関節置換術を受けました。術後は順調で、さすがに激しい運動は無理ですが、今では 1 日おきにアスレチックに通って筋トレをしています。現在は、長年変なかっこうで歩いていたために腰の側弯症になっていて、三輪先生のところで、漢方の治療を行いながら、経過を診てもらっています。

《CASE5》

ひざが治ったので残りの人生を謳歌したい

海老原妖《たい》子《こ》さん　85 歳　栃木県在住

　学生時代からバレーボールをやっていて、主婦になってからもママさんバレー、バドミントンなど、ひざで踏ん張るスポーツをやっていましたので、それで少しずつひざが悪くなったようです。それでも水泳などをすると幾分良くなっていましたが、進行していたことは確かでした。歩くことはできたのですが、だんだん O 脚になっていきました。去年からは急に痛みがひどくなって、今年の 2 月には座って家事などの作業をしていると立ち上がれないほどになってしまいました。そんな折、娘のお友達の教え子が三輪先生のお子さんというご縁で、お友達に三輪先生を紹介していただきました。診ていただくと両ひざとも悪くなっており、右ひざは特にひどい状態でした。そして、今年の 4 月、両ひざの人工膝関節置換術をしていただきました。

O脚が治って、足がまっすぐに戻ったことが何よりも嬉しいです。術後間もないので、動く時にひざの痛みはまだ少しあり、筋肉も衰えていて、杖がないと歩けませんが、週2回、機能回復に力を入れているデイサービスに通って、徐々に良くなっています。さらに良くなったら、いろんなところへ出かけていって残りの人生を楽しみたいと思っています。三輪先生は恩人です。

《CASE6》

毎日、感謝して前向きに生きることができています！

松倉イツさん　81歳　栃木県在住

8年くらい前からひざの様子がおかしくなって、近所や少し離れた病院でヒアルロン酸注射を受けたり、電気をかけたり、運動療法を受けたりしていましたが、なかなか良くなりませんでした。でも手術は絶対にしたくないし、薬も短い時間は効くのでだましだまし過ごしていました。とはいうものの、実はO脚がひどく、人前へ出るのも恥ずかしくて、写真を撮る時など、いつも後ろの方へ並んでいました。

そんなある日、三輪先生の講演を見たという知り合いの方から一緒に病院に行きましょうと誘われて、三輪先生の診察を受けました。するととても自信に満ちた先生で、必ず治しますと言ってくださったんです。こんなにきっぱりとおっしゃる先生には今まで会ったことがないと思いました。ただ、娘は薬剤師で、人工膝関節の手術はたいへんな手術で、術後は自分もリハビリを努力しないとダメなのだということを言われていました。しかし、三輪先生なら信じられると思い、４年前に両ひざの人工膝関節置換術を受けました。退院後も、週２回４カ月ほどリハビリのため病院へ通いました。長男の嫁と娘が協力してくれたおかげでとても良くなりました。経過が良好になるためには、先生はもちろんですが、本人の努力とともに周囲の協力あってこそだと実感しました。

去年は下肢が痛くなり、近所の病院では原因が分からなかったのですが、三輪先生に相談すると腰もすべり症による坐骨神経痛であることが分かり、今度も迷わずに手術（後方椎体間固定術 PLIF）を受けました。今では、車の運転もでさますし、日常生活はとても快適に過ごしています。すべて、三輪先生のおかげです。毎日思い出さない日はありません。そして、O 脚は治り、さっさと歩けますので人前へ出ることはもちろん、なんでも前向きに考えられるようになり明るくなりました。今の私のモットーは「感謝しながら前向きに生きる」です。

《CASE7》

今の幸せをくれた、太陽のように優しい先生

斉藤サチ子さん　87 歳　埼玉県在住

若い頃はバレーボールの選手で、その後も日本舞踊やダンス、そして 40 年くらい毎日 1 ～ 2 時間は歩く、というようにとにかく体を動かすことが大好きでした。しかし、ある時からひざに違和感を覚えて近所の整形外科に通いましたが、一向に良くなりません。そんなある日、三輪先生のことを知りました。そしてすぐに息子に立ち会ってもらって受診しました。大きな病院の副院長なので、どんなに怖い先生が現れるかと戦々恐々としていたところ、太陽のように優しい先生でした。この先生なら信頼できるとすぐに思いました。先生からは薬で良くなる段階ではないとの説明があり、手術を受けることにし

ました。幸い私は、内科の病気になったことは一度もなく検査も次々にクリアして、この年齢ですが、2013 年 11 月、無事に手術を受けることができました。

術後は一所懸命にリハビリに励みました。なかには手術をすればそれで終わりと思っていらっしゃる方がいますが、痛くても屈伸運動をしないとダメなのです。私は術後３日目に先生より合格だと言われました。嬉しかったです。その後、1 カ月で自転車にも乗れるほどになり、新しい人生が訪れたことを実感して、グレーだった気持ちはバラ色になりました。

2013 年には脊柱管狭窄症に見舞われて 10 月に後方椎体間固定術（PLIF）という腰の手術も受けました。先生は他の病院では難しくて受け付けないような症例も引き受けています。こんな素晴らしい先生とのご縁に感謝です。私と同じように悩んでいる人がまだまだいっぱいいるのですが、皆さんなかなか手術には踏み切れないようです。人それぞれだと思いますが、もったいないなと、今の幸せを噛み締めながら、そう思います。

今は、死ぬまで美意識を高く持ち、自分らしく生きていきたいと思っています。

《CASE8》

ひざ腰股関節、すべての手術でお世話になっています

榎田フミ子さん　75歳　栃木県在住

23年間、水泳を続けていたり、アップダウンの激しい坂道をウォーキングしたりと、かなり足腰を酷使していたのは確かです。それで、数年前から歩くことがたいへん億劫になったため、知り合いの信用金庫の方に教えていただいて、三輪先生のもとを訪れました。やはり長年のひざへの負荷が祟っていたのか、変形性膝関節症で特に右ひざの状態が悪かったのですが、それよりも左の股関節の状態が深刻でした。それで、2019年にまず左の股関節の人工股関節置換術を受けました。その後2カ月の間に、変形性膝関節症の手術も受けました。深刻なのは右ひざでしたが、右ひざのみの手術では、すぐに左ひざも悪くなるとの診断で、同時に両ひざの人工膝関節置換術を受けました。術後の経過は順調で、きちんと歩けるようになったのです。

その後、当初指摘されていた脊柱管狭窄症が悪化してしまい、2020年に後方椎体間固定術という腰の手術も受けました。

今は、歩いて買い物にも行けるし、車の運転もできます。ようやく歩いているような状態から脱却したのがとても嬉しいです。腰ひざ股関節をすべて治療して、それぞれが関連していることを実感しています。今後、別のところが悪くならないか心配ですし、できれば手術はもう受けたくないと思っていますが、三輪先生には定期的に経過観察をしていただき、いろいろと相談したいと思っています。

《CASE9》

今では自分のひざのように感じています

上野キンさん　81 歳　茨城県在住

65 ～ 66 歳の頃から 10 年以上、ひざが悪く O 脚で歩きにくかったんです。近隣の整形外科でマッサージだけ受けていたのですが一向に良くならなかったのです。しかしそこの先生は、手術はリスクが伴うから止めた方がいいといつも言っていました。

そんな折、2019 年に地元で三輪先生の講演会があり、見に行ったのです。お話に感動して、絶対この先生に診てもらいたいと思い、３日後には出かけました。両ひざの変形性ひざ関節症がかなり悪くなっているということで、７月に両ひざの人工関節置換術を受けました。

術後の痛みは個人差があると思いますが、私は痛みがかなり強かったと思います。しかし、私は痛みに強く、リハビリを頑張りました。術後のリハビリは絶対に大事です。退院後も先生の病院のリハビリ科で、専門の理学療法士の指導のもと、２～３カ月リハビリを続けました。

今でも家でできるリハビリは朝昼欠かせませんし、毎日歩いてもいます。今では自分のひざみたいに感じています。うちは和菓子屋なのですが、朝夕は店に出られるようになりましたし、昔からのお客さんとお話できるのが張り合いになります。おしゃれをしてお友達と食事会に行ったり、人生を謳歌しています。三輪先生には感謝の気持ちでいっぱいです。今は骨粗しょう症の治療中で半年ごとに三輪先生にお会いできる日を楽しみにしています。

おわりに

ひざは神様が作った最高傑作。
しかし 100 歳までもたない。

　ひざの構造、性能は神様が作った最高傑作です。椅子やテーブルの足は４本であるのに対して人間は２本足で立つわけで、それだけでも倒れないのはすごいことなのです。その２本の足は、付け根の股関節も真ん中の継手であるひざも、そして足首も一切固定されていないのです。直立不動のときには、カチッとロックして１本の棒になります。歩いているときはそれぞれが連動して、曲がったり伸びたりします。走ることもできます。さらに正座や蹲踞《そんきょ》のように完全に折りたたむことさえできるのです。これらの動作をぐらつくこともなく、痛むこともなく、素早く行うことができるのは、まさに神様が作った奇跡です。しかしそのような奇跡的な動作を長年にわたって繰り返すと、残念ながら歳とともに摩耗します。それは仕方がないことで、機械の接続部と同じです。人生 100 年時代になりましたが、100 歳までもつ軟骨はありません。100 歳までにひざや腰は曲がり痛くなるのは重力のなかで生きて、生活して、動いている限りは、誰もが必然なのです。必ず軟骨はすり減ったり壊れたりしていきます。神様は人間の寿命を 50 年程度にしか想定していなかったのではないでしょうか。神様が作った最高傑作ですが残念ながらいずれは壊れてしまいます。壊れたらぜひ放置せず修理してください。現代の医療はそれが可能です。皆さんが考えるよりも、ずっとずっと、優れた、安全な、安定した、治療結果が期待できます。腰・ひざ・股関節は壊れたら治す、治る。治すのが当たり前。そんな時代になってほしいと思っております。繰り返し世の中に訴え続けることが、実績を伴う私だけの使命であり他の人にはできないことなのです。この本を信念の下に書き上げました。どうか今、ひざの痛みに悩んでいる皆さんが、1 日でも早くその痛みから解放され、明るく楽しく元気な人生を手に入れてほしいと願っています。

何歳になっても壊れたひざは治せます。車のタイヤと同じ様に交換すればいいのです。ひざ専門に手術をしている医師が世の中にいることを知ってください。ひざの治療をする医者を探し出し、受診してください。あなたの人生を変える手伝いをさせていただけたら幸甚です。

「あーそのひざ治るのに！」

街を歩いていると、ようやく歩いているお年寄りを見かけます。そんな時いつも心の中でつぶやきます。「あーそのひざ治るのに！」歩いている姿を見るだけで、どこが、どのくらい悪くて、どんなレントゲンで、将来どんなふうになるのか、はっきりと分かります。お節介にも声を掛けたい衝動に駆られます。「こんなにひざが悪いのにちゃんとした治療もしないで、治ることも知らずに、おそらく水を抜いたり、ヒアルロン酸を注射をしたり、痛み止めを飲んだり、シルバーカーにしがみつきやっと歩き、階段は一歩一歩手すりにしがみついて、立ち上がりは『イテテテテッ』とやっと立ち上がるんだろうなー」

すり減ったひざ軟骨は再生しません。悪くなると加速度的に削れは悪化します。いろんなことを試してみても、痛みも変形も歩行能力も根本的に治ることはあり得ず、結局、壊れたら手術をするしか根治への道はないのです。まだ歩けるから、などと言っているとあっという間に歩けなくなってしまいます。歩けなくなってから根治療法をしても、筋力も含めて全身が衰えているし、ひざの削れが進行すると腰や股関節まで壊れて来て、死ぬほどリハビリを頑張っても、期待ほどの効果が得られません。やはり、腰、股関節が共倒れにならないうちに、筋力があるうちに、つまり歩けるうちに治さないと、スタスタと杖なしで歩いたり、つかまらずに階段を上り降りすることはできません。

手術が怖い、手術だけは絶対にしない、手術をしたら歩けなくなる、歳だから手術はできない、手術はすごく痛い、手術はすごくお金が掛かる、歳だから痛いのは当たり前、歳をとると手術は必要ない、そう思い込んでいる人があまりにも多過ぎます。それは世間一般がそう信じているからです。しかし整形外科の発展は目覚ましいものがあり、10 年前の常識と現在のレベルはまったく違います。これらの思い込みは間違った先入観であり、誤解であり、時代遅れであり、そのようにミスリードするのは情報の少なさ、現状の医療レベルを知らない、それが原因だと思っております。つまり私ども専門医が啓蒙活動をすることを、怠ってきた結果であると思います。腰・ひざ・股関節は治るんだということを知っていただきたいと思い、前著に続き本書を執筆しました。治療の第一歩は、患者さんが自ら専門医を探し出し、受診することです。受診して初めて治療が始まるのです。自ら門を叩かないと未来への扉は開きません。どの扉を叩くかはあなたにかかっているのです。門の中に入ったら、知らない世界で戸惑うこともあるでしょう。こんなに待つの？　こんなに検査するの？　何度も来なくちゃいけないの？　家族が来ないと治療してくれないの？　ひざが悪いのに何で心臓をそんなに詳しく調べるの？　麻酔科にかからないと手術できないの？　もしあなたが手術が必要なレベルで根本的に積極的に治したいのであれば、手術前の合併症対策の精密検査や診察を、根気がいるけれども、どんなに大変でも、どんなに混んでいても、ぜひしがみついてください。外来で、あなたの周りにいる、ずっと辛抱強く待っている多くの患者さんは、あなたと同じ思いで頑張っている同志なのです。手術がうまく行かないことは余程のハプニングがなければありません。普通に行けば、そんなに心配しないでも、そんなに怖がらなくても大丈夫です。そこはベテランの医者に任せて、問題は手術よりも、合併症を出さないこと、あとはリハビリを頑張るしかありません。

結語

　私は土日を除いて必ず手術した患者さんを毎日回診し

ております。手術はもちろん大切ですが、大抵うまくいくので、むしろ合併症のチェックと、リハビリの状況把握、モチベーションを保つことが、とても大切だと思っているからです。不安な日を１日でも過ごさせないために、常にチェックをし、トラブルや心配なことがあれば対応し、指導するように心掛けております。患者さんにとっては初めての手術なので、良いのか悪いのか分からず毎日ハラハラドキドキだと思います。「順調ですよー、このままのペースで大丈夫」と声掛けするだけで、安心してリハビリに励めます。「あの先生が言うんだから大丈夫！　あの先生の言う通りやっていれば大丈夫！」そんな気持ちでいて欲しいし、そんな存在でいたいと思います。信頼が全てで、地道に信頼関係を築いていくしかありません。その信頼にちゃんと応えてきたからこそ、現在の信頼があるわけです。医者本位の独りよがりな治療ではなく、常に患者さんに寄り添った治療を地道に続けるしかありません。だからこそ、手術だけして、あとは一切部下任せの医者にはなりたくないのです。ですがこれをやるためには、最高の効率と段取りとコメディカルのサポートが必要です。経過や現状の問題点、今後の予定など、全てをまとめてもらっています。

表には出てこない、支えてくれるスタッフがいて、毎日の診療が、もれなくミスなく、大量にできるのです。そんな陰の存在であるスタッフに心より感謝します。

この本を最後まで読んでいただきありがとうございました。私は普段、毎日の外来で手術の説明などをしておりますが、「徹底的に分析してもらい、現状がはっきり分かり、スッキリしました。分かりやすいし、イメージが湧きました。」といつも言われます。相手に感覚的に分かってもらえるように伝わる説明、納得する説明を心掛けています。それでも、経験がなくて知らないから理解できない、理解できないから判断できないという人が多いのです。知るためにSNSで調べたら、手術しなくていい、手術はやめろ、手術しないでもこれで治る！という標準治療を否定する記事ばかりで、まだ治るんではないかと信じ込んでいて、適切な治療を拒否される方が現実に多いのです。多くの人がひざの治療を正しく理解し、重症度に応じた標準治療がベストの治療なんだということを分かって欲しいと思い、エネルギーと時間を振り絞り、睡眠時間を削ってこの本を書き上げました。

どんな異常でも腰・ひざ・股関節は絶対治せる！　膨

大な手術実績の裏付けのある、ちゃんと結果を出してきた現役医師の話に耳をお貸しいただければ幸いです。しかし治療の選択権はなんといっても患者さんにあります。患者さんが間違った知識で間違った判断を選択することが多く、私どもは情報を提供する以上のことはできないので、歯痒く思うことがたびたびあります。患者さんが希望して初めて治療が始まるのです。バトンは皆さんが持っているのです。手術は必要な状況でちゃんと慣れた人がやればまず悪い結果は出ません。手術なんてものはセンスと経験が全てです。やればやるほど技術は向上します。これだけ多くの手術をしていると体が勝手に反応します。私もスタッフも無条件反射で手が勝手に動き、体に染み付いた一連の動作がよどみなく進んでいきます。これは脳を介さずに治療をしている、そんなトランス状態です。脳を介して考えながら手術をしているようでは、まだまだ悟りの境地には達していないと思います。このスピードについてくるには、いちいち考えていたのではダメで、脊髄反射のレベルまで徹底的に体に覚え込ませる必要性があります。手が勝手に動く。すべてのスタッフが達人のレベルに達しない限り、この結果は生まれないと思います。なぜ手術数が多い病院を選びなさいと言うのか、それはスタッフも含め、同じ手術を数多く繰り返し繰り返し行い続けないと、脊髄反射レベルまで到達することが不可能だからです。やはり手術が極めて大切だと思っています。合併症がほとんど出ない当院の実績は総合力、チーム力の成果だと思います。整形の入院患者さん全員の内科領域は内科の先生にお任せしており、これも、ほかの病院との違いで、私どもが整形の手術だけに集中できる根源であり、合併症が少ない理由でもあります。またやるからには絶対成功したいので、感染対策、血栓対策、心肺機能の徹底検査、リハビリ指導に関しては鬼になります。回診を毎日行い、データを表にし、落ちこぼれる人がない様目配りします。時間があれば術後の歩行をチェックしたり、歩行の様子をビデオに撮ってもらい確認しています。結果が良いことが患者さんが求めていること。だからそれにとことん応えられるよう最大限の努力を惜しみません。

私は標準治療のスペシャリストを目指して参りました。最高の技術を惜しみなく振るう赤髭。100% 治したい！　そんな医者を目指して日々鍛錬です。やる気、向上心の塊のような人間です。

ひざ一つ取ってもお伝えしたいことはまだまだ山ほどあり、今回は特に後半、人工関節について詳しく述べました。ほかの手術も同じ様に全て書いていたらとてもこの本一冊には収まり切りません。しかし説明すればするほど難しくなり、お腹いっぱいになり、専門的なことが入れば入るほど、読んでいただけなくなることを考慮し、できる限り専門用語を排除し、難しい理屈を分かりやすく説明したつもりです。しかし医学的な用語がどうしても入るため、なかなか理解するのは難しいかもしれません。私なりに一生懸命説明をさせていただきました。また時代が変われば常識が変わるかもしれません。医者によっても多少方針の差があることも否めません。ただやはり大事なことは治療実績であり、標準治療であり、つまり本当に治す実力があるかということを忘れないでいただきたく存じます。皆さんの健康を支える、困ったらいつでも期待以上に治してくれる、そんな、駆け込み寺のような、ピンチの時にいつも駆けつけてくれるアンパンマンのような存在になれればと思っております。あくまでも私どもは受け身なので、困っている人に来ていただけなければ、救うこともできないし、私どもが今まで努力して培って来た技術は、社会に貢献、還元することはできません。困っている多くの方にぜひ治ることを知っていただき、治すことを選択していただけたら本望です。私はこれからも愚直にやりたいこと、やるべきことをひたすら追い続け、エネルギーが枯渇するまで一切休まず走り続けたいと思います。

本書には、ひざのあらゆる手術を実際に数多く行い、手術だけでなく、入院、外来、合併症対策、リハビリ指導、アフターフォローと、全てをちゃんと自ら行ってきた者でない限り知り得ないことや、医者が自分の手で書かないと書けない現場の話が詰まっており、数多ある、ひざの解説本の中で深さと真実性においては唯一無二の内容であると自負しております。

また、「人工関節のその後」や「取り扱い説明」を書いたものは本書以外ないのではないのでしょうか。

実際の治療や経過をイメージ（追体験）していただけたら、私の目論見は成功です。

本書の内容に満足いただけましたらぜひお困りの方に、この本を勧めていただけたら幸いです。

今後、股関節の本→腰の本と出版していく予定です。ぜひご期待ください。

完

気力、疲れ知らずの体力、思考力、向上心、好奇心、執着心、折れない精神力、手先の器用さは親からいただいた能力であり、心より感謝しております。

晩年、重い間質性肺炎を患い、入院していた母に喜んでもらいたくて、レベルの高い本に仕上げようと必死で頑張りましたが、コロナに感染し呆気なく 91 歳で安らかに逝ってしまいました。

この本を見せることは叶いませんでしたが、私の手術患者であり私の最大ファンであった最愛の母に、この本を捧げたいと思います（前著に母の手記が載っております）。

著者紹介

三輪道生（みわ みちお）

整形外科専門医。社会医療法人中山会宇都宮記念病院副院長、整形外科科長、腰・膝・股関節センター長。1963 年静岡県生まれ。防衛医科大学校を卒業後、同大学病院整形外科入局。防衛医大大学病院、自衛隊中央病院にて研修。国立療養所村山病院（現・国立病院機構 村山医療センター）、国立塩原温泉病院（現・栃木県立塩原温泉病院）勤務を経て、慶應義塾大学医学部整形外科に入局。2度の研修医経験を通じて腰、ひざ、股関節全般にわたる術式をマスターした。清水市立病院（現・静岡市立清水病院）整形外科医長、国立栃木病院（現・栃木医療センター）、燿生会病院副院長、同院長、理事長を務めたのち、2010 年より宇都宮記念病院副院長・整形外科科長に就任。2019 年より現職。著書に『腰ひざ股関節シンドローム』（幻冬舎メディアコンサルティング）がある。

本書についての
ご意見・ご感想はコチラ

現役スゴ腕整形外科医が教える
本気で治したい人のための
最強のひざ治療

2023年3月4日　第1刷発行

著　者　　三輪道生
発行人　　久保田貴幸

発行元　　株式会社 幻冬舎メディアコンサルティング
〒151-0051　東京都渋谷区千駄ヶ谷4-9-7
電話　03-5411-6440（編集）

発売元　　株式会社 幻冬舎
〒151-0051　東京都渋谷区千駄ヶ谷4-9-7
電話　03-5411-6222（営業）

印刷・製本　瞬報社写真印刷株式会社
装　丁　　弓田和則

検印廃止

Printed in Japan
ISBN 978-4-344-94083-3 C0047
幻冬舎メディアコンサルティングＨＰ
https://www.gentosha-mc.com/